21
HÁBITOS PARA APIMENTAR O RELACIONAMENTO

DEA E JAL

Mais de 3 milhões de seguidores
nas redes sociais

21
HÁBITOS PARA APIMENTAR O RELACIONAMENTO

O livro para quem quer uma
sexualidade bem vivida

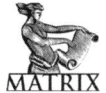

© 2024 - Dea e Jal
Direitos em língua portuguesa para o Brasil:
Matrix Editora
www.matrixeditora.com.br
/MatrixEditora | @matrixeditora | /matrixeditora

Diretor editorial
Paulo Tadeu

Capa, projeto gráfico e diagramação
Patricia Delgado da Costa

Foto da capa
Nayara Andrade

Edição
Joaci Pereira Furtado

Revisão
Adriana Wrege
Silvia Parollo

O conteúdo deste livro é meramente sugestivo, sem caráter prescritivo, e não dispensa a consulta a profissionais especializados na área.

CIP-BRASIL - CATALOGAÇÃO NA PUBLICAÇÃO
SINDICATO NACIONAL DOS EDITORES DE LIVROS, RJ

Dea
21 hábitos para apimentar o relacionamento / Dea, Jal. - 1. ed. - São Paulo: Matrix, 2024.
104 p.; 23 cm.

ISBN 978-65-5616-435-9

1. Amor. 2. Relação homem-mulher. 3. Relações interpessoais. I. Jal. II. Título.

24-88033	CDD: 152.41
	CDU: 159.942.52:392.61

Gabriela Faray Ferreira Lopes - Bibliotecária - CRB-7/6643

SUMÁRIO

APRESENTAÇÃO – COMO CHEGAMOS AQUI 9
1. FALANDO DAQUILO 13
2. CONEXÃO: O PONTO DE ATRAÇÃO 15
3. DIÁLOGO: COMUNICAÇÃO E AFINIDADES 19
4. PALAVRAS QUE IMPORTAM: O PODER DO ELOGIO 23
5. ALEGRIA: BOM HUMOR AINDA É O MELHOR REMÉDIO ... 27
6. SURPREENDA: A ARTE DE QUEBRAR A ROTINA SEM QUEBRAR A CARA ... 31
7. RECOMEÇAR: COMO RETOMAR O INTERESSE 35
8. TOCANDO NAQUELE ASSUNTO: DESPERTAR A LIBIDO PELO TOQUE E PELO BEIJO 39
9. EM CENA: O AMBIENTE GERA O CLIMA 43
10. ROMANCE: MODOS DE USAR 47
11. INDIVIDUALIDADE: AUTOESTIMA GERA CONEXÃO 49
12. REAPRENDA A SEDUZIR: PROVOCAR À DISTÂNCIA 53
13. EMBAIXO DO CHUVEIRO: O BANHO A DOIS 57
14. A DELÍCIA DA CARÍCIA: MASSAGEM ÍNTIMA E TOQUE SENSUAL ... 61
15. JOGO DE CINTURA: OS MOVIMENTOS NA RELAÇÃO SEXUAL ... 67

16. DE PERNAS PRO AR: POSIÇÕES 71
17. NA MÃO: A MASTURBAÇÃO 75
18. NA BOCA: O SEXO ORAL 79
19. LÁ ATRÁS: O SEXO ANAL 83
20. COM QUE ROUPA EU VOU? FANTASIAS SEXUAIS 87
21. OUSE CRIAR: BRINQUEDOS QUE FAZEM A DIFERENÇA NO SEXO 91
22. O MELHOR CAMINHO: CONVIDAR, CONDUZIR E CONVENCER 101
CONCLUSÃO – FALANDO DE AMOR 103

Sexo é imaginação, fantasia
Amor é prosa, sexo é poesia

Rita Lee

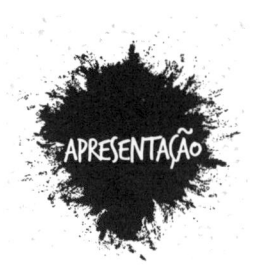
APRESENTAÇÃO

COMO CHEGAMOS AQUI

A gente se conheceu pelo Facebook. Ambos éramos voluntários numa ONG e vínhamos de casamentos longos e traumáticos. Ele estava naquela fase pós-divórcio, em que a pessoa quer mais é curtir a vida, conhecer e experimentar outra versão de si. A frase que estava no perfil dele explicitava bem isso: "Achar a mulher ideal está muito difícil, mas procurar está sensacional!". Aventurava-se no Tinder, conhecendo várias mulheres, saindo com elas, se relacionando com todas – mas sempre superficialmente.

Eu não. Esperava a pessoa ideal. Não queria errar. Achava que havia perdido muito tempo, me desgastado demais, sofrido demais tentando encontrar alguém legal. Passei por relacionamentos abusivos, nos quais não me entregava verdadeiramente. Eu não conseguia amar. Assim, quando conheci o Jal, estava começando a usar as redes sociais – que evitava quando estava em meu relacionamento anterior.

Ao abrir minha conta no Facebook, selecionei as páginas que gostaria de seguir, conforme aquilo que me interessava e que tivesse a ver com meus valores. Uma delas foi a da ONG Religar, que mantém projetos de ajuda humanitária na América do Sul, na Ásia e na África. Jal integrava essa ONG, em Santos (SP). Foi assim que cheguei ao seu perfil, no final de 2014. A foto dele era linda, estava muito atraente, de boné e sem camisa, na piscina, numa época em que ele malhava bastante. Mas suas postagens tinham algo de diferente, pois falavam de temas que me chamavam a atenção, pela sensibilidade.

O que mexeu comigo pra valer, porém, foi uma foto que ele postou com a filha, na academia. Achei a imagem muito terna, muito meiga. Aí criei coragem e lhe escrevi uma mensagem. Só que eu não sabia mais paquerar, xavecar, chegar junto de alguém – enquanto Jal fazia isso o tempo todo. Bom, mandei a tal mensagem, elogiando a foto dele com a filha.

Ele sempre foi um homem e uma pessoa interessante para mim, que me fazia sentido de muitas formas – e por quem eu tinha muita curiosidade. Para ele, porém, eu era apenas mais uma mulher bonitinha em sua longa lista, uma que fazia as postagens mais sem graça, tipo "tiazona da internet". Mas Jal me respondeu imediatamente. Respondeu com mensagem de áudio, já pedindo meu WhatsApp. Entrei em pânico, porque não sabia o que fazer. Era o dia 5 de janeiro de 2015. Meio com medo, acabei passando meu número. Aí ele me fez uma pergunta que eu não esperava: "Você é feliz?". Isso mexeu comigo. Aí começamos a trocar mensagens de texto e de áudio, ainda que bem esporádicas.

Em nossas primeiras conversas eu queria saber do passado dele, de sua infância, sobre o momento atual da vida, enfim, sobre aquilo que me parecia importante para conhecê-lo. Ele mandava áudios narrando sua história. Amei a voz do Jal! E o sotaque dele, que era diferente de todos que eu já havia ouvido. Então, só fiquei mais interessada no Jal e instigada por ele. Porém, não fui com muita sede ao pote. Procurei manter a calma, não ser invasiva ou ansiosa.

Assim, nossas conversas foram ganhando densidade e intensidade, além da frequência. Ele passou a me enviar vídeos de música – o que fez toda a diferença, porque eu percebia neles outras formas de Jal se expressar. Ele me despertou para a música, que eu não ouvia fazia muito tempo. Não me esqueço da primeira, porque ela descrevia tudo que eu queria viver. A canção dizia que nós temos o nosso próprio tempo, nosso próprio jeito, e que a gente não precisa seguir o fluxo das outras pessoas. E que não queríamos parar, que não era hora de parar.

Vieram outras tantas canções e, com elas, o aprofundamento de nossa relação, ainda virtual. De repente, me dei conta de que falava com ele todos os dias, o tempo inteiro. Em março vieram as chamadas de vídeo, aumentando ainda mais a nossa conexão. Uma coisa é ler o texto ou ouvir a voz de uma pessoa. Outra coisa é ver a gesticulação, o sorriso, o olhar, o movimento do corpo, o jeitinho tímido dela. Não parece, mas Jal tem um jeitinho tímido irresistível.

E ele? À medida que fomos nos aproximando, Jal se entregava, diminuindo o contato com outras mulheres e passando cada vez mais tempo comigo, mesmo que virtualmente. Nem tinha como ele se encontrar com outras, pois, sobretudo após nosso primeiro encontro, a gente simplesmente não se desconectava. Ele diz que o que o encantou em mim foi o fato de eu me interessar por ele verdadeiramente. Não pelas coisas que ele poderia me oferecer, mas por aquilo que ele é. Eu queria conhecê-lo. Apaixonei-me pela vida dele, pela história dele. Meu interesse pelo Jal vem desde o começo e mantém-se assim até hoje. E não me canso de perguntar sobre sua trajetória, sobre sua caminhada. Porque assim sempre o conheço mais. E não quero parar de saber mais sobre ele. Tinha e tenho um interesse genuíno por meu marido. É isso que desperta a libido. Jal se entregou. Foi verdadeiro. Abriu-se para um novo casamento, mesmo depois de uma relação de catorze anos que terminou em divórcio. Ele se permitiu amar de novo.

Em abril, eu tinha certeza de que queria o Jal com todas as minhas forças. Tanto que falei pra ele: "Vou aí te conhecer". Então comprei uma passagem em Vitória (ES) e fui pra Santos. Avisei familiares e alguns amigos, que inclusive o conheciam do trabalho na ONG, mas não fiz alarde. Fui discreta, sobretudo no ambiente de trabalho.

Foi sensacional me encontrar com o Jal, pela primeira vez, no Aeroporto de Congonhas. Eu estava muito nervosa. Fiz questão de não ir de óculos escuros. Usava cabelo curtinho e loiro, camiseta, jeans e sandália baixa. Passei o mesmo óleo que estou usando enquanto escrevo este texto. Ele tem um cheiro até hoje marcante para nós dois. E cheguei àquele aeroporto como se fosse a mulher mais destemida, corajosa e bem-resolvida do mundo. Fui andando em direção ao Jal. Ele estava de óculos escuros, camiseta, bermuda e tênis. Sua jovialidade é contagiante, capaz de rejuvenescer qualquer pessoa que estiver ao seu redor. E eu não sabia o que fazer. A gente se deu um beijo, se abraçou. Tentei me esconder dele naquele abraço...

Ele fez questão de me buscar, com o Uber dirigido por um amigo dele. E descemos juntos pra Santos, conversando. Ele segurando minha mão. Eu suando. Tentando esconder meu nervosismo. Mas era impossível. Era muita emoção. E quando chegamos a Santos, vi que ele havia escolhido um hotel maravilhoso pra gente, com uma vista linda. Jal não apressou as coisas. Não tentou me levar direto pra cama. Ele sentiu e respeitou o meu momento, o meu desejo, a minha vontade. Então a gente se beijava e se acariciava muito. Mas era tudo no meu tempo, para que eu sempre estivesse à vontade. Ele me levou para conhecer a cidade, o lugar de trabalho, os restaurantes onde costumava almoçar, a ONG. Passamos uma tarde muito agradável. E à noite voltamos para o hotel, onde pela primeira vez fizemos amor. Não foi mágico. Dei uma travadinha.

Mas a segunda noite de amor foi perfeita. Foi na Praia de Pernambuco, no Guarujá. Era um final de tarde. A Lua começava a nascer. Foi um momento de muita cura para mim. Era o começo de uma nova vida, de uma nova Andrea. Foi sensacional! Aliás, essa era a palavra que não saía da boca do Jal. Ter feito amor com ele na praia e depois tomar banho de mar juntos é uma cena inesquecível. Ele diz que foi nesse dia, quando eu saía da água em direção à areia, que se apaixonou por mim. Eu estava apaixonada por ele muito antes. Eu já me sentia casada com o Jal. Escolhi correr o risco. Achei que valia a pena.

A gente compartilhava alguns princípios essenciais. Um deles é a mesma fé, o mesmo Deus. Não que a gente pense igual – porque não pensa, nunca pensou e jamais pensará. Coincidimos em muitas coisas e divergimos em outras tantas. Nosso coração, porém, está no mesmo caminho, tem o mesmo alvo. É na cruz que a gente resolve as nossas dificuldades. Se Jal e eu temos que recorrer a alguém, é a Deus que recorremos. E nós sabemos que com Ele as coisas são verdadeiramente resolvidas.

Acho que a vontade de viver com sinceridade ajudou muito em um relacionamento que foi sincero desde o começo. Eu sabia que Jal estava ficando com outras mulheres. Um dia ele até quis me contar. "Não precisa falar, porque eu já sei", respondi. "Mas aos poucos isso foi acabando, porque o interesse por você foi aumentando, e eu acabei deixando de sair com as outras", ele retrucou. Então nosso relacionamento começou com muita sinceridade, muita conversa. Um ponto essencial para nós dois: gostar de conversar – e ter namorado à distância favoreceu muito isso (a gente dormia "junto" por chamada de vídeo...). Isso parece renovar continuamente nossa história. Tanto que estamos indo para a décima temporada dela.

Dea

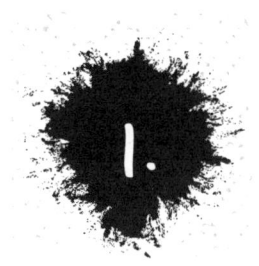

FALANDO DAQUILO

Sexo. Ele é central na vida de qualquer pessoa – inclusive daquela que não o faz. O problema é que, mesmo entre os que poderiam ou deveriam fazer, como os casais, ele pode ser insatisfatório ou mesmo ausente. Sobretudo quando é confundido com a penetração, exclusivamente. O prazer sexual pode ser múltiplo e muito mais amplo que isso. Trata-se de um aprendizado contínuo. Ninguém sabe tudo sobre sexo. E ser "bom/boa de cama" não se resume ao orgasmo.

É o que este livro pretende mostrar, indicando 21 hábitos que você pode introduzir em sua relação, para que ela se torne mais saborosa e para que, junto com seu(sua) parceiro(a), você usufrua de suas inúmeras possibilidades. Como verá ao longo dos capítulos, são práticas em que, ao mesmo tempo, você se conhecerá melhor, se deixará conhecer pelo outro e conhecerá ainda mais a pessoa que ama.

Daí nossa ênfase na conexão – isto é, na comunicação entre vocês dois. O sexo é uma forma de se conectar, mas ele tem que ser precedido por afinidades, por algo em comum, por aquilo que vocês compartilham – nem que seja por alguns instantes. Portanto, nada de um se impor sobre o outro. Não se trata de subjugar a pessoa que dizemos amar, mas de compreendê-la, acolhê-la, respeitá-la – comportamentos que não impedem nem diminuem o tesão. Muito pelo contrário. Com conexão, o tesão só aumenta. E, com ele, a criatividade na cama, que ajudaremos a ampliar.

Não é porque você está numa relação estável que não deve falar sobre sexo. Justamente por causa da estabilidade é que ele deve ser assunto, evitando que a rotina e a mesmice corroam o prazer de vocês. O que diremos a seguir não é uma receita de bolo para que tudo fique bem, mas dicas para que vocês investiguem se a relação, como um todo, não caiu num distanciamento que se reflete no sexo. Para que a cama seja boa, muitos outros aspectos fora dela devem estar igualmente bons. Outra coisa: não é preciso fazer tudo que está indicado a seguir. Eleja aquilo que lhe agrada, que esteja dentro de suas possibilidades, de seus valores, de suas perspectivas para tornar sua vida conjugal mais alegre e prazerosa. Não faça nada que você não queira. Em se tratando de sexo e de relação afetiva, essa é a regra de ouro.

Acertados os ponteiros, é hora de partir para a diversão. Então, muito prazer pra você!

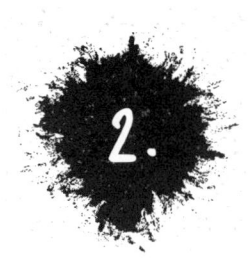

CONEXÃO: O PONTO DE ATRAÇÃO

Conhece a canção "Fico assim sem você", interpretada por Claudinho e Buchecha? Ela começa assim: "Avião sem asa, fogueira sem brasa / Sou eu assim sem você / Futebol sem bola / Piu-Piu sem Frajola / Sou eu assim sem você". E termina deste jeito: "Eu não existo longe de você / E a solidão é o meu pior castigo / Eu conto as horas pra poder te ver / Mas o relógio tá de mal comigo / Por quê? Por quê?".

Pois é, por quê? Por que, quando estamos apaixonados(as), é esse grude, essa cola, essa vontade de ficar junto o tempo todo com a pessoa amada? Por que as horas não passam quando estamos distantes, e passam tão rápido quando estamos com nosso amor? Parece que a vida ganha uma densidade que nunca teve, e que ela não tem mais sentido sem aquela sua metade que é o(a) namorado(a) ou o(a) marido/esposa.

Tudo começou com uma conexão, um ponto de contato, uma afinidade, enfim, algo que fez você olhar para aquela pessoa – e ela, olhar para você. A partir daí, veio aquela paixão com sensações maravilhosas, que todo(a) apaixonado(a) conhece – ou conheceu um dia: as borboletas no estômago, o suor frio nas mãos, a excitação ao pensar nesse alguém que o(a) encantou. Nosso desejo, e muitas vezes dizemos isso com palavras – as famosas "juras de amor" –, é que isso dure para sempre.

Mas aí vem o namoro prolongado ou o casamento, os anos vão passando, e a impressão que fica é que todo aquele encanto, aquela alegria, aquele prazer de estar com a pessoa amada vai enfraquecendo, diminuindo, encolhendo, desbotando. Em outras palavras, a conexão vai se perdendo. E, com ela, a intimidade. Com a convivência, com o desgaste, com os problemas que todo casal enfrenta, a conexão se reduz ou até desaparece. O grande desafio é mantê-la, é recolocá-la na rotina, é renová-la, refazê-la, reerguê-la. E mesmo fortalecê-la, se ela nunca se perdeu. Porque nunca é demais estar cada vez mais ligado a quem se ama. E isso se refere tanto ao afeto quanto ao sexo.

É preciso entender, antes de tudo, que as formas de se manter conectado a alguém mudam com o tempo. A conexão inicial, que deu o clique lá atrás, quando vocês começaram o namoro, pode não ser mais a mesma. Se, com o passar dos anos, você quer voltar ao que o(a) aproximava de seu amor, pode ser que reencontre exatamente aquela conexão inicial – mas pode ser também que ela tenha ficado no passado mesmo, para sempre.

Por isso é importante você conhecer seu(sua) parceiro(a), se interessar por ele/ela, procurar o que a(o) conecta a ele/ela agora. Às vezes, como no filme *Casal improvável*, essa conexão pode estar nos momentos mais banais, mais triviais, mais simples da vida. Como neste belo poema da poetisa mineira Adélia Prado, que se chama "Casamento":

> *É tão bom, só a gente sozinhos na cozinha,*
> *de vez em quando os cotovelos se esbarram,*
> *ele fala coisas como "este foi difícil"*
> *"prateou no ar dando rabanadas"*
> *e faz o gesto com a mão.*
> *O silêncio de quando nos vimos a primeira vez*
> *atravessa a cozinha como um rio profundo.*
> *Por fim, os peixes na travessa, vamos dormir.*
> *Coisas prateadas espocam:*
> *somos noivo e noiva.*

Essa conexão, portanto, começa de algo que vocês já têm. Não é preciso inventá-la: ela pode estar logo ali, na cozinha – como sugere o poema acima. Claro que não é fácil manter conexão em todas as áreas da vida ao mesmo tempo. As conexões são dinâmicas, como a vida. Por isso, em cada momento, é indispensável saber o que o outro deseja, o que ele/ela pensa, quais são suas demandas e carências. É a partir daí que novas conexões se tornam possíveis.

Isso não quer dizer que elas sejam fáceis. Aliás, é exatamente nos momentos mais difíceis que a conexão é posta à prova. É fácil conectar-se quando tudo está bem. Porém, quando seu(sua) companheiro(a) está passando por um mau momento ou quando ele/ela está errando com você, aí é muito trabalhoso manter ou gerar conexão. Ela é a forma como a outra pessoa se sente percebida e amada. Tudo parte daí. É preciso ser um "operário do amor" e trabalhar muito para que a conexão não se perca e sempre se renove. Porque, uma vez que a conexão diminui, a tendência é que, com o tempo, a distância entre o casal só aumente. A relação madura entre um homem e uma mulher é algo desafiador. É necessário ser criativo(a), interessado(a), paciente, sensato(a). E, principalmente, mobilizar toda a sua capacidade de amar.

Quando falamos em conexão, o objetivo é entender que essa reaproximação, essa reconquista da intimidade transmite ao(à) seu(sua) companheiro(a) a certeza de que ele/ela é amado(a), admirado(a). Isso propicia segurança. Uma pessoa se solta, se desinibe, se conecta somente num ambiente em que se sente segura. A relação afetiva e o sexo dificilmente serão bons num ambiente de insegurança e de desconfiança.

O relacionamento amoroso é uma ótima forma de desenvolvimento pessoal. Observe quanta capacidade, quanta habilidade você precisa desenvolver para manter um namoro ou um casamento. Ou seja, a partir de um relacionamento saudável você se prepara para lidar com o trabalho, com as amizades, com os filhos, com os pais. É em casa que aprendemos a cuidar, a amar.

A conexão gera harmonia, entendimento. Com isso, os problemas são resolvidos mais facilmente, porque nosso pensamento torna-se convergente, e não divergente – como é próprio dos casais que estão se afastando. O outro grande fruto da conexão é o sexo – o sexo gostoso! Por quê? Porque agora você e seu(sua) parceiro(a) podem explorar antes o que não exploravam por insegurança e desconfiança.

No caso do homem, o sexo sempre pode parecer gostoso, porque ele confunde prazer ou orgasmo com ejaculação. Mas existe um sexo que a maioria dos homens não conhece, que é o sexo com conexão, com entrega, com desejo, com tempo de cama. A maioria dos homens goza rápido e não consegue sentir a mulher por inteiro e toda a entrega dela – e vice-versa, isto é, ele não se deixa sentir por inteiro nem se entrega totalmente à parceira. Na verdade, os homens não experimentam todos os prazeres sexuais que poderiam vivenciar. Quanto às mulheres, nem se fala. Mas no caso dos homens há a lenda de que o sexo é sempre bom para eles. Por falta de conexão, que os acomoda numa vida sexual insossa, eles não se permitem inclusive aquilo que pode lhes proporcionar prazer – e não só à parceira.

Como você deve ter notado, repetimos a palavra "conexão" inúmeras vezes. É ela que orienta este livro. É ela que se manifesta e se constitui de maneiras também inúmeras, na vida do casal, por meio de hábitos que vamos explicar nos próximos capítulos. A partir daqui, faremos uma viagem de volta àquele ponto de atração, onde tudo começou, quando você contava as horas para ver seu amor. Não para repetir a história, mas para encontrar novos caminhos e trilhá-los numa relação feliz, saudável e prazerosa.

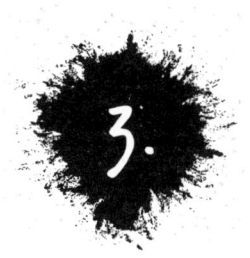

DIÁLOGO:
COMUNICAÇÃO E AFINIDADES

Como o ato de conversar leva um casal para a cama, para um bom sexo? Já pensou como isso é importante? Não, com certeza não, sobretudo os homens – que não gostam muito de conversar com as mulheres. Mas, quando o homem procura conversar com sua companheira, ao longo do dia, demonstrando uma sincera e afetuosa atenção, ele consegue estimular a libido da mulher. Um dos comentários femininos mais frequentes que recebemos de assinantes de nosso site, ou em conversas abertas na rede, é: "Meu marido não conversa comigo". Ou: "Ele não se importa com minhas emoções, com o que estou sentindo. Ele é autossuficiente demais, autoconfiante demais. Posso traí-lo e ele nem vai notar". A mulher não se sente querida, amada e sexualmente desejada se ela não é ouvida durante o dia, se não é realmente percebida naquilo que fala. Como, à noite, ela se sentirá excitada por um homem que é incapaz de ouvi-la? Então, é preciso aprender algo fundamental em qualquer relacionamento: a conversa é a ferramenta mais poderosa para criar afinidades entre duas pessoas.

Como dissemos no capítulo anterior, gestos simples fazem a diferença. No corre-corre do dia a dia, um breve áudio, uma mensagem de texto, uma imagem, um meme, um vídeo, um papo curto por telefone sobre algo que interesse ao(à) seu(sua) parceiro(a) são parte dessa comunicação em que você demonstra seu interesse sincero por ele/ela. O *zap* do seu marido ou da sua esposa, namorado ou namorada não é só para lembrar-se do leite que precisa comprar ou da reunião de pais na escola dos filhos. Busque ou relembre as afinidades que aproximaram você da pessoa amada. O que são afinidades? São os interesses, as curiosidades, as diversões, os prazeres, os assuntos que ambos têm em comum e que torna gostoso o tempo que os dois passam juntos. É triste ver homens bebendo com outros homens em bares, enquanto em casa suas mulheres os aguardam para compartilhar seus anseios, suas angústias, suas alegrias, seus afetos. Quando eles chegam em casa, depois de algumas cervejas, a última coisa que desejam é conversar – e, mesmo que role sexo, dificilmente será bom, completo, gratificante, sobretudo para a mulher. E por uma razão simples: ela não se sentirá reconhecida por ele. O homem até pode estar tomado pelo tesão, mas ela perceberá que foi trocada apenas por aquilo de que eroticamente ele gosta, sem ser desejada por aquilo que ela é. É assim que a conexão do casal vai se perdendo.

Por parte das mulheres, é compreensível a indignação. Por que, a certa altura do relacionamento, o homem prefere sair com os amigos e não consegue se divertir com a esposa ou com a namorada? Será que falta repertório para as mulheres? Não. Isso é a visão típica do homem que espera sempre que ela tome a iniciativa no diálogo, pois ele não aprendeu a falar de seus sentimentos, gostos, angústias, temores, emoções. A mulher pode não gostar de futebol e não ter muito o que dizer sobre times e jogadores, mas ela pode gostar de histórias, de narrativas sobre os craques. O homem pode não gostar de filmes, mas pode se informar sobre os gêneros de que sua companheira mais gosta ou trazer-lhe notícias sobre o ator ou a atriz da preferência dela. Quer dizer, a conversa é um exercício contínuo de busca por afinidades, em que você revela seu real e sincero interesse por seu(sua) companheiro(a). E ela não terá sucesso se não levarmos em conta uma lição básica: quando você chama uma pessoa para a conversa, você tem que estar disposto a ouvir. E a ouvir muito. Se usamos o espaço do diálogo apenas para lavar roupa suja, para reclamar, acusar, gritar, brigar... Bem, mais uma vez, aí é que a conexão do casal vai se perdendo. Conversa não é só para discutir a relação – a famosa "DR" –, mas também e principalmente pra bater papo, falar de coisas agradáveis, divertidas, prazerosas, tal como na conversa com os(as) amigos(as).

É nesse espaço também que descobrimos os desejos, as preferências, as fantasias sexuais do(a) parceiro(a). Por que não? Por que não podemos falar sobre o sexo que fazemos? Muitas vezes, quando não em todas, o casal vai mal na cama porque vai mal na conversa. É certo que o próprio ato sexual pode ser uma forma de diálogo sem palavras. Mas nada impede que o casal fale de sexo fora da cama. Você, homem, já perguntou alguma vez o que sua mulher gostaria de ouvir enquanto vocês fazem sexo? Pode parecer uma pergunta absurda, mas acredite: muitos homens nunca perguntam. E com isso perdem a oportunidade de ampliar o prazer na cama – tanto o dele quanto o dela. Por que você não mostra para ela o vídeo pornô que mandou ou recebeu de seu amigo? Converse abertamente sobre isso, pois assim você saberá a opinião dela, do que ela gosta ou não gosta – e, assim, apimentar sua relação. Veja a contradição: muitos homens querem mulheres desinibidas na cama. Mas eles não as deixam ser desinibidas na vida. Como elas se sentirão à vontade com homens incapazes de gerar um clima de intimidade e confiança? É claro que o inverso também é verdadeiro – mas, no caso das mulheres, desde a infância, a repressão ou a inibição sexual é mais forte. E não será numa relação em que falta conversa que a mulher se desinibirá.

Está esperando o quê? Feche este livro e vá lá, bater um bom papo com seu amor. Mas volte aqui, porque ainda tem coisa importante para você ler.

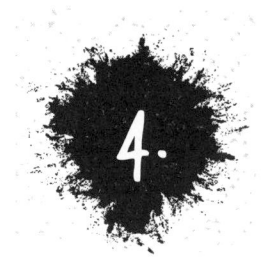

PALAVRAS QUE IMPORTAM: O PODER DO ELOGIO

"Você é linda / Mais que demais / Você é linda, sim", diz uma conhecida canção de Caetano Veloso. Qual mulher não gosta de ser elogiada desse jeito? Mas será mesmo que todas valorizam apenas (ou principalmente) a própria beleza? E será que basta dizer que ela é bonita?

Primeiro, é preciso entender o que é o elogio numa relação amorosa. Sobretudo na paquera, no flerte, na chamada "conquista", chovem elogios, tanto dele para ela quanto dela para ele. É natural. E é bom que seja assim. Afinal, quando você se apaixona por alguém, só vê qualidades, virtudes, características positivas que propiciaram a sua conexão com aquela pessoa. Mas nosso foco aqui é na longa duração, no tempo que se estende depois daquela fase da paixão, no decorrer dos anos, quando vocês se conhecem melhor. Os elogios fáceis e ardentes dos primeiros encontros, dos primeiros momentos, das primeiras descobertas agora já não fazem o mesmo efeito. E talvez agora eles sejam cada vez mais raros e até já tenham desaparecido, não é mesmo?

Pois bem, a questão é: por que e como elogiar? O elogio é necessário mesmo numa relação estável? Acontece, para começo de conversa, que não há relação "estável", se entendemos estabilidade como estagnação, falta de vida e de entusiasmo. Como vimos, um namoro ou um casamento precisa ser renovado continuamente. E é aí que entra o elogio. E não se trata de elogio "genérico", que serve para qualquer pessoa – aquele que serve tanto para a filha quanto para o filho, o pai, a mãe, o avô, a avó... A pior forma de demonstrar desconhecimento ou desinteresse por alguém é lhe fazer um elogio inconsistente, que nada tem a ver com a personalidade, com a singularidade de quem se elogia. O elogio tem que ser sincero, verdadeiro e individual. Ele deve resultar da contemplação de seu(sua) parceiro(a): ao elogiá-lo(a), ele/ela deve sentir que você o(a) conhece, que aquelas palavras elogiosas partiram de convicções, e não de um olhar superficial ou até indiferente. Quando você disser que ela é "linda, mais que demais", é preciso sentir isso. Quando você disser que ele é "gostoso", seu corpo inteiro deverá estar sentindo isso. Senão, soará como um elogio banal, falso, vazio, trivial. E a gente sempre percebe, numa relação amorosa, quando o outro não está sendo sincero. "Ser de verdade seduz sem querer", diz uma frase bastante conhecida, mas nem por isso menos verdadeira. A autenticidade do elogio tem um poder próprio.

Como elogiar? Com conexão e comunicação, o elogio fica mais fácil. Muita gente diz que não consegue elogiar porque não sabe ou porque é tímido(a). Mas o ponto de partida é o interesse pela pessoa. É impossível elogiar quem não lhe interessa, não é? Pois aí está: reaprenda a se interessar pela pessoa que você ama. Se você se interessa verdadeiramente, logo vai encontrar o que elogiar. Se você olhar e desejar de verdade o(a) seu(sua) parceiro(a), ficará fácil encontrar o que admirar nele/nela. Sejam os olhos, a cor da pele, as coxas, os braços, o rosto, a personalidade, as habilidades... o que for!

Um exemplo da nossa intimidade talvez ajude você a olhar para a sua própria relação e encontrar uma resposta. Quando rola uma "rapidinha" entre nós, no final o Jal costuma dizer: "Amor, você é demais!". Ou, bem do jeito dele: "Tu é muito gostosa!". E agora é a Dea quem fala: "Cara, isso dá um prazer! Dá vontade de fazer de novo, de tão bom que é ouvir isso!". Porque esse elogio vem de dentro, é espontâneo, verdadeiro, e traduz o que realmente ele está sentindo. "A forma como você me valida, me arrebata", diz o Jal, lembrando que o homem também gosta de ser elogiado, motivado, incentivado pela companheira. Mas o elogio não é só para a *performance* na cama. Vale elogiar qualquer aspecto da vida, tanto da mulher quanto do homem: seja como profissional, seja como filho(a), seja como amigo(a). E qualquer elogio sincero, numa relação madura, potencializa o sexo, pois torna a conexão entre os dois mais forte, mais consistente, mais firme. Ao contrário, depreciar seu(sua) namorado(a), marido ou esposa esfria a relação, diminui o(a) parceiro(a) e gera ressentimentos. O elogio eleva seu(sua) companheiro(a), salva a pessoa amada de um dia ruim, dá coragem para continuar. Aliás, o elogio tem tudo a ver com coragem. Ele encoraja quem o recebe, mas é preciso também ser corajoso(a) para elogiar sinceramente. Porque é uma forma de exposição, assim como uma declaração de amor ou a exteriorização do que você está sentindo.

E o homem? O que ele não quer ouvir da mulher? Que palavras ou expressões são especialmente ruins para ele quando vêm da mulher que diz amá-lo? "Você não sabe fazer nada", "Você não faz nada certo"... Falas assim, ditas no dia a dia, acabam se refletindo na cama. São essas práticas negativas cotidianas, diárias, que afastam o casal e esfriam o sexo. E que desfazem a admiração e o respeito que você nutria por aquela pessoa. Como manter o tesão assim? O sexo torna-se burocrático. O homem até goza rápido para se livrar logo daquilo, pois não há mais conexão.

Fizemos uma enquete sobre o elogio que as mulheres mais gostam de receber. Consegue adivinhar qual ganhou, disparado? "Inteligente." Ao menos entre as pessoas que entrevistamos, descobrimos que a mulher adora ser elogiada por sua inteligência, por sua sabedoria, por sua capacidade intelectual. E qual é a desqualificação que ela mais detesta? Ser chamada de "burra", ouvir que ela "não sabe fazer nada". Não são, portanto, os dotes físicos que a mulher mais gosta de ver elogiados, mas sua inteligência. Na verdade, na maioria das relações, as mulheres não são percebidas, tampouco ouvidas por seus companheiros. Os homens preferem ouvir outras pessoas, e até elogiar outras mulheres, em vez de escutar suas próprias companheiras. Parece que eles minam a pessoa que é aquela mulher, destinando a ela apenas um papel funcional – namorada, esposa ou mãe. Quer dizer, numa relação sem conexão, ela deixa de ser alguém para ser uma função. Muitas vezes, o que vemos são mulheres inteligentíssimas, interessantes, cativantes, pessoas com quem todos adoram conversar – mas que não são percebidas assim pelo namorado ou marido. Reaprenda a conversar com a pessoa que você ama. Está aí um primeiro elogio: "Como é gostoso conversar com você!"

Gostaríamos de reforçar: elogio não é apenas aquele que fazemos antes ou durante o sexo, no auge do tesão. Ou somente aquelas palavras ressaltando a beleza física do(a) seu(sua) amado(a). O elogio é também para o depois. Observe bem quantos significados há nele. Com ele, claro, você está demonstrando que gosta do(a) seu(sua) namorado(a), ficante, marido ou esposa. Mas também está revelando quem você é, assim como está indicando o que é importante para a relação. Basicamente, você está entregando todas as chaves, todos os segredos dos seus desejos mais íntimos.

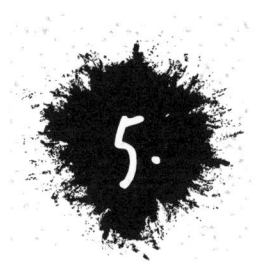

ALEGRIA: BOM HUMOR AINDA É O MELHOR REMÉDIO

Alegria é sintoma, não é causa. É sintoma de conexão, de comunicação, de entendimento. Mas isso não quer dizer que a gente não tenha que trabalhar para produzir e conservar um ambiente alegre na relação. Há alguns cuidados e algumas atitudes importantes para evitar o mau humor ou piorá-lo. É claro que o mau humor afeta a cama – e muito! Um casal mal-humorado dificilmente terá uma vida sexual saudável. Talvez não consiga nem ter vida sexual. Mas vamos por partes, sem pressa.

Há diferenças no comportamento do homem e da mulher. Ele e ela lidam de maneiras diferentes com os sentimentos, com os problemas, com as angústias, com os aborrecimentos. É uma questão cultural. Os homens tendem a se fechar em si mesmos, buscando resolver seus sofrimentos em silêncio, sozinhos. Ainda na infância, muitos ou quase todos os meninos ouvem que "homem não chora", que devem ser assertivos, fortes, imbatíveis e infalíveis. Já as meninas podem chorar, externar seus sentimentos e afetos porque são mais "fracas", "frágeis" e "delicadas". Isso explica, em boa medida, por que o mau humor feminino "contamina" todo o ambiente, sendo compartilhado pela família toda, enquanto o mau humor masculino tem a ver com o afastamento, a reclusão, o "sumiço" do homem – que se cala, se fecha. Uma mulher aborrecida torna a casa um inferno. Um homem aborrecido é uma presença ausente.

É preciso que tanto o homem quanto a mulher compreendam essas características culturais da masculinidade e da feminilidade e ajudem seu(sua) parceiro(a) a lidar com as diversas formas de sofrimento que causam o mau humor. Mulher não gosta de homem emburrado. E vice-versa. Mas, de novo, é preciso (re)aprender a se conectar com a pessoa que você ama. Só assim será possível ajudá-la a atravessar os maus momentos e vê-la novamente bem-humorada.

Alguns gestos simples podem não só melhorar o humor como também evitar que ele piore. O chuveiro queimou? Não diga isso para seu(sua) parceiro(a) assim que ele/ela entra em casa. Espere o(a) amado(a) se descontrair um pouco, se recuperar do cansaço, relaxar. Quem sabe você lhe dá a má notícia depois do jantar... Não comece o dia, assim que você acorda, falando de tarefas, pendências, problemas, urgências. Deixe isso para a mesa do café ou pelo menos depois de alguma troca de carinho, de palavras de amor (lembra-se do elogio?), de afetos, que, afinal, são a razão de você amar aquela pessoa com quem dorme. Ensine os demais membros da família, se houver, a respeitar a privacidade do quarto do casal. É bom ser acordado pela algazarra das crianças, mas elas precisam aprender a não despejar demandas, queixas e reclamações sobre os pais quando estes ainda mal despertaram. Isso vale para sogro, sogra, irmão, irmã – enfim, seja quem for que more com você. Não é por ser pai ou mãe que não se merece esse cuidado. Além disso, não é deitado na cama, e ainda sonolento, que o casal resolverá algum problema.

Música. Aprenda a construir a trilha sonora do casal e "perfume" o ambiente com música. Busque a conexão por aí, encontrando canções ou peças musicais que, de algum modo, digam alguma coisa para vocês dois. Músicas que agradem a ambos podem acompanhar, por exemplo, o preparo do jantar na cozinha. Ou uma simples conversa no quarto. Ou ainda aquele indispensável momento de descontração no sofá, quando ele ou ela chega do trabalho, cansado(a), estressado(a). Está aqui um gesto simples de carinho: ponha um som suave, que você sabe que vai descontraí-lo(a). Isso pode ser importante sobretudo para o homem, que, como dissemos, costuma se fechar diante dos problemas para sofrer silenciosamente. Para quebrar essa dureza e criar um ambiente acolhedor, propício ao diálogo e ao afeto, aquela música de que ele gosta tanto ajuda bastante.

Da parte do homem, ele precisa (re)aprender a instigar a imaginação da mulher. A imaginação é lúdica. E lúdico é aquilo que se faz brincando. Não tenha, portanto, medo do ridículo ao instigar a imaginação de sua ficante, namorada ou esposa. Faça-a sorrir! Aí o céu é o limite – e um bom desafio para a sua própria imaginação. Essa ludicidade é indispensável para manter a saúde da relação. Aprenda ou reaprenda a brincar.

Se a mulher está aborrecida e recusa proximidade, persista. Peça desculpas, se for o caso. Insista, mas com a delicadeza, a ternura e a paciência que os homens que amam as mulheres têm. Ela pode desabar, se descontrolar, dizer que "tudo está muito difícil"... Acolha o sentimento dela. Se ela está furiosa, acolha a fúria dela. Por mais que você ache que ela não tem motivos, a dor é dela. Aprenda a acolhê-la. Isso vai acalmá-la, confortá-la. Então ela vai chorar, vai querer um carinho, talvez até fazer amor.

O homem mal-humorado muitas vezes é vítima de sua própria incapacidade de lidar com suas carências. Ele não tem coragem de se mostrar frágil e de pedir a acolhida da mulher – que, por sua vez, com frequência não compreende isso e se limita a julgá-lo ou a minimizar a dor dele. Pode ser que ele queira apenas um pouco mais de atenção dela. E isso nem precisa de palavras para se manifestar. Basta um gesto de cuidado, um agrado, um afago.

Enfim, para melhorar o humor ou não piorá-lo, a grande lição é: aceite a emoção do(a) seu(sua) parceiro(a).

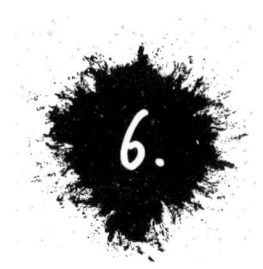

SURPREENDA: A ARTE DE QUEBRAR A ROTINA SEM QUEBRAR A CARA

A canção "Cotidiano", de Chico Buarque, descreve um casamento desgastado pela rotina: "Todo dia ela faz tudo sempre igual / Me sacode às seis horas da manhã / Me sorri um sorriso pontual / E me beija com a boca de hortelã". Repare bem no que diz esse trecho. Logo no primeiro verso se instaura a ideia de que a relação caiu na mesmice, na repetição. E que a culpa disso é da mulher. É o ponto de vista do homem, porque é ele falando dela, mas claro que podemos substituir "ela" por "ele" nessa história. No verso seguinte, diz que ela o "sacode" bem cedo. Nenhum afeto, nenhum cuidado, nenhuma delicadeza, porque "sacudir" é chacoalhar, balançar, agitar. Vamos combinar: essa não é uma boa maneira de começar o dia. Como vimos no capítulo anterior, uma jornada bem-humorada começa com um despertar bem-humorado. Porém, em seguida, diz: ela "sorri um sorriso pontual". Isto é, um sorriso burocrático, automático, rotineiro, esperado, que invariavelmente acontece sempre naquela hora – e não porque ela sinceramente deseja sorrir para ele. Gestos espontâneos não têm hora marcada para acontecer – senão, deixam de ser espontâneos. Por fim, ela lhe dá um beijo "com a boca de hortelã". Será que ela já escovou os dentes? Ninguém acorda com a boca rescendendo a hortelã. Então esse verso insinua certa falsidade, como se a mulher (ou o homem, já que podemos adaptar) quisesse esconder ou eliminar os cheiros ou sabores naturais do corpo humano – que não são exatamente um problema, quando temos intimidade e desejamos a pessoa amada. Quer dizer, com essa imagem, o poeta indica que o casal deixou de ser íntimo: ela não quer que ele tenha contato com certas particularidades do seu corpo (neste caso, o hálito de quem acabou de acordar). Tal comportamento não é causa, mas sintoma de que o casal já não é mais tão íntimo como antes.

Rotina não é algo obrigatoriamente ruim, e ela é até necessária. A diferença é que deve ser boa, deve impulsionar a relação para cima e para a aproximação. Daí a importância do hábito de surpreender. Você deve estar se perguntando: como assim?

Vamos começar do começo? Lembra-se lá do início do relacionamento, do auge da paixão? Você muitas vezes mal dormia e nem tinha tempo para comer, enfrentava uma jornada de trabalho puxada, mas no final do dia estava sempre disposto(a), alegre, bem-arrumado(a), com o coração acelerado ao se encontrar com sua(seu) namorada(o) – e com a libido lá em cima. Por quê? Porque o nosso cérebro percebe a paixão como um "momento químico", que pode durar de seis meses a três anos. É um momento em que ficamos realmente diferentes – "abobados(as)", como se diz. Você se torna obcecado(a) pela pessoa amada – só fala dela, lembra dela em qualquer conversa ou em qualquer situação (mesmo que não tenha nada a ver), quer estar com ela o tempo todo. Aliás, não é um bom momento para decisões sérias, importantes. Não é um momento normal, enfim. Tanto que a produção de testosterona – o hormônio da sexualidade – aumenta na mulher e, por incrível que pareça, diminui no homem. Por isso ele fica mais gentil, mais meigo, mais educado; a natural agressividade masculina diminui, enquanto a mulher ganha um pouco mais de ousadia, da coragem que a testosterona traz. Porém, outros hormônios (como a oxitocina e a dopamina) também atuam, propiciando uma sensação de bem-estar – aquela impressão de que você está "nas nuvens", típica de quando se está apaixonado. Depois que esse ciclo se completa, os hormônios voltam aos seus níveis normais. Aquela paixão avassaladora não será o cotidiano de uma relação estável e duradoura. Ela é o momento do interesse, da geração do vínculo, da conexão. Mas não é eterna.

Muitas mulheres, depois de dois anos de relacionamento, perdem um pouco do interesse pelo parceiro e acham que não o amam mais ou que há algo de errado acontecendo com elas. Mas não é isso. O que ocorre é que o organismo dela foi voltando ao normal depois daquele furacão dos meses de paixão. Na verdade, quando esse estado de paixão acaba, abre-se a chance para que o amor se desenvolva. E paixão não some, não evapora, não desaparece para nunca mais. Como ensina o psicoterapeuta Bruno Farias, é como se ela ficasse acessível, mas numa nuvem. Numa relação estável, é nela que você vai buscar, de vez em quando, algo que apimente a relação, trazendo de volta um pouco daquele fogo dos primeiros tempos de namoro. Mas como resgatá-lo? É aí que entra a surpresa.

Ficou famoso um caso no programa *Mais Você*, da apresentadora Ana Maria Braga, que filmou o magnífico jantar surpresa, no Dia dos Namorados de 2019, que um rapaz ofereceu para sua amada, numa promoção do próprio programa. A produção foi apanhá-la no trabalho e a levou, sem que ela soubesse, para o luxuoso e romântico cenário montado para o grande momento, que incluía buquê de flores e músicos ao vivo tocando violino. Foi bastante constrangedor, pois ela estava visivelmente irritada com a situação. Chegou a xingar o namorado logo na chegada. E se recusou a carregar o buquê que o moço lhe ofereceu na entrada. Na conversa entre os dois, à mesa do jantar, é nítida a raiva da moça, que não perde a oportunidade para demonstrar o quanto está irritada com a situação. Porém, uma fala do rapaz, logo após o brinde com champanhe, é tão contraditória quanto significativa: "Eu fiz na melhor das intenções. Eu sei que você não gosta. Mas, de qualquer forma, espero que você tenha gostado". Vamos combinar: se você conhece seu(sua) parceiro(a), não o(a) surpreenda com algo de que ele/ela não gosta...

Surpresa, portanto, não se faz de qualquer jeito. E também não significa um feito mirabolante, requintado, impressionante, luxuoso – que mais assusta ou constrange do que comove. Mas trata-se de algo que mexe inclusive com nosso organismo. Lembra-se de que a dopamina é um hormônio típico do estado dos(as) apaixonados(as)? Pois é, a surpresa é um dos disparadores dela, causando aquela sensação de bem-estar. E surpresa, como em outras situações que já descrevemos aqui, pode ser algo muito simples e pequeno: de vez em quando, buscar a pessoa amada no trabalho e, de quebra, levar algo de que ela goste (uma fruta, por exemplo). Se você já faz isso, então inove na rotina: hoje, em vez de apenas buscá-la no trabalho, leve um mimo. Seja criativo(a). Se ele/ela está em casa, chegue com um brigadeiro, uma flor, um bombom para o(a) seu(sua) companheiro(a). Mande pelo zap aquela canção que tem a ver com o começo da relação de vocês. Use aquele perfume de que ele/ela gosta. De preferência, fora de uma data comemorativa ou especial – pois é justamente nesses momentos que se espera uma surpresa (e, se é esperada, não surpreende). O importante é que o gesto traduza o quanto aquela pessoa é importante para você – mesmo que ele seja extremamente simples. Nesse caso, a intenção é mais importante que a própria ação.

Aqui, contudo, a regra continua valendo: você só conseguirá surpreender se tiver conexão com a pessoa que ama. Uma surpresa impensada, descuidada, pode piorar ou estragar tudo – e até ofender a pessoa. Por isso é fundamental conhecer bem seu(sua) namorado(a) ou marido/esposa, lembrando que as pessoas mudam ao longo do tempo, que seus gostos variam ou se transformam, que novos desejos ou interesses surgem ao longo da vida, que outros rumos são tomados. O segredo está em perceber isso.

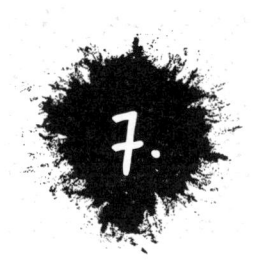

RECOMEÇAR: COMO RETOMAR O INTERESSE

Pode parecer estranho, mas este capítulo é sobre cuidado. Não, não há nada de errado com o que você está lendo: nenhuma relação estável perdura e muito menos recomeça bem, após uma crise, se não houver ajuda e cuidado – que não são a mesma coisa, e a gente vai explicar isso daqui a pouco. Ajuda e cuidado recíprocos, claro. Porque em geral associamos essas duas atitudes exclusivamente à mulher. Esse é o maior erro: tanto os homens quanto as mulheres merecem e precisam ser ajudados e cuidados. E, na maioria das vezes, como já indicamos aqui, basta pouco: guardar a roupa dela, fazer uma massagem nele, lavar a louça do jantar que ela preparou – ou cozinhar para ela ou para a família num dia que não precisa ser especial.

Sim, todos temos muito o que fazer e, por isso, frequentemente estamos cansados. Cada vez mais os casais precisam trabalhar fora e por mais tempo, mesmo em casa, em *home office*. Mas um detalhe que passa despercebido para muitos homens é que a mulher, mesmo não tendo um emprego externo, trabalha quando cuida da casa e da família. Uma queixa recorrente das esposas é que os maridos não valorizam o que elas fazem no lar, como se não fosse trabalho lavar, passar, cozinhar, limpar, alimentar e banhar os filhos (além de levá-los e buscá-los na escola) e, às vezes, cuidar também dos pais idosos ou dos avós. O fato de a mulher passar o dia todo em casa não significa que ela não fez nada. Então, se o homem chega em casa e se irrita porque ela não foi servi-lo, está contribuindo para a falência da relação. Como manter interesse por alguém que parece não se importar com você nem, principalmente, com o seu cansaço? Ainda é muito persistente, entre os homens, a cultura de que ele deve ser servido pela mulher, a quem cabe também os cuidados da casa e dos filhos. É óbvio que o contrário também acontece, mas é muito mais frequente e até naturalizado, em nossa cultura, que a obrigação de ajudar e cuidar seja da mulher. Repare que, desde a infância, a menina aprende a brincar com o que depois será uma obrigação em sua vida. O que é brincar de boneca ou de "casinha" se não um treino para ser mãe e esposa? E quais os brinquedos e as brincadeiras típicas de meninos?

Dissemos nas linhas anteriores que, numa relação amorosa, há uma diferença entre ajuda e cuidado. Entendemos que cuidado é aquele amparo, aquele apoio ou aquela providência incontornável, isto é, que é preciso de qualquer modo: por exemplo, se a pessoa estiver passando mal ou se sofreu um acidente ou sofre de alguma enfermidade crônica, se ela precisa de alento num momento de tristeza. Enfim, o cuidado é uma forma de proteção. A ajuda é um gesto ou uma atitude que não é necessária, mas que espontaneamente você faz. De qualquer modo, tanto o cuidado quanto a ajuda são indispensáveis. Afinal, não é uma vida a dois? Então é preciso dividir as tarefas, os encargos, os pesos, as obrigações e instaurar um ambiente de cooperação. Claro que cada casal tem sua dinâmica, sua história, suas necessidades. Por isso é fundamental conversar sinceramente, para entender as demandas de cada um, evitando injustiças. Mas é impossível manter uma relação feliz em que só ele ou só ela é servido(a), cuidado(a), ajudado(a), amparado(a). Cuidar ou ajudar é ser compreensivo(a) com o cansaço da pessoa que você ama.

A nossa dica é que não se deve negociar essa cooperação no calor de uma discussão, com trocas de acusações e de desabafos raivosos. Sobretudo a mulher, que costuma ser a vítima preferencial na divisão injusta das tarefas de ajuda e cuidado. Evite o estresse na comunicação. Sabemos que é difícil manter a cabeça fria numa situação de mágoa, raiva ou queixa. Com certeza, ao longo da relação, perderemos o controle e a reclamação virará uma briga, um bate-boca, que, aliás, os filhos – se houver – não precisam ou não devem presenciar. O que não podemos permitir é que esses confrontos virem uma rotina, pois isso transformará o casamento num inferno. Se a mulher está irritada ou magoada com o excesso de tarefas que o marido deixa para ela – ou vice-versa –, então que os dois conversem num ambiente "neutro", fora de casa: num café, num restaurante, numa praça, enfim, em um lugar que não seja o lar. Com isso, o casal preserva também os filhos. Essa conversa precisa ser descontraída, amigável, serena, desarmada. Ninguém chega a um acordo com pedras na mão. Por isso é preciso estar firme quanto ao que se quer dizer, mas calmo(a).

Uma recomendação para as mulheres: quando você for conversar com seu companheiro sobre esse tema, esteja arrumada e bonita, além de calma. Aliás, sempre que for falar sobre algo mais sério com ele, esteja bela e suave. Respire bem, tente falar com gentileza, com uma pitada de sedução. Diga a ele que você precisa estar mais relaxada, mais disposta. Ou que você precisa descansar um pouquinho, no cotidiano da casa, para ter mais gás à noite. Que tal você vincular seu cansaço à indisposição para o sexo? Talvez assim doa mais na pele do homem. Talvez assim ele entenda que o que falta à noite é o que se desgasta ao longo do dia: energia e entusiasmo. Ao contrário do desejo sexual masculino, o feminino vai se diluindo durante a jornada de trabalho.

A grande questão, enfim, é o carinho. É preciso reativá-lo, caso esteja inativo. Na dúvida, faça. Na dúvida, cuide. Se achar que está excessivo, ajuste. Mas sempre ajude. É melhor fazer e depois ajustar, do que não fazer e ficar na falta do cuidado e do carinho. A carência gera solidão tanto no homem quanto na mulher. É impossível o desejo não reacender diante da ajuda, do cuidado, da atenção.

8.

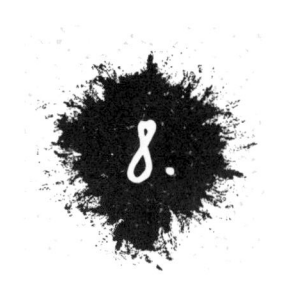

TOCANDO NAQUELE ASSUNTO: DESPERTAR A LIBIDO PELO TOQUE E PELO BEIJO

Sabia que há casais que não se beijam, depois de alguns anos de relacionamento? Pois é. Como é que a situação chega a esse ponto?

O assunto deste capítulo é a recuperação do hábito de beijar e tocar. E já vamos adiantando: não é qualquer toque nem qualquer beijo. Mas, para que você não fique ansioso(a), não é obrigatório beijar e tocar todo santo dia. Assim como não é necessário fazer cotidianamente tudo que estamos indicando neste livro.

O que a gente viu até agora? Alguns pontos são básicos – isto é, são a base mesmo, sem a qual nada fica em pé. O primeiro deles é a conexão. Sem conexão, você não consegue tocar a pessoa amada. O segundo ponto, não menos importante, é a comunicação. Só que a maior parte da nossa comunicação é não verbal: ela se dá por meio do gesto, do olhar. Você sabe que, com um olhar, você pode fulminar. Mas com ele você pode também atrair – inclusive para o toque. Há posturas corporais que demonstram sua disposição para ser tocado(a) ou beijado(a). Se você cruza os braços, porém, está demonstrando que não quer proximidade. Claro que os elogios também cumprem o papel de aproximar, de predispor. O cuidado é uma ótima forma de você recuperar o toque afetivo que se perdeu.

Há, por outro lado, um aspecto orgânico do toque. Ele ajuda a produzir a oxitocina, o hormônio do afeto, do carinho. Não é o do tesão. É o da proximidade, do gostar, do abraço. O contato físico estimula a produção de oxitocina, que produz a sensação de prazer, de bem-estar, de segurança. Quantas vezes você já ouviu alguém dizer que quer ou que precisa ou que gosta tanto de um abraço? Essa demanda é normal, é humana. É mesmo muito bom ser abraçado(a) com carinho! Sabemos que, sobretudo para os homens, é difícil admitir isso. E, numa relação longa, pode ser que esses momentos de toque e ternura diminuam ou se percam. Está aí o desafio: recuperar a capacidade de tocar afetivamente quem você ama. E, para tocar afetivamente, é preciso sinceridade. E, para haver sinceridade, só mesmo com muita conexão.

O toque é uma das cinco linguagens do amor. Então ele é fundamental em qualquer forma de relacionamento, para qualquer casal. É claro que a demanda por ser tocado(a), numa relação amorosa, pode variar de pessoa para pessoa. Algumas demandam mais que outras. Por isso, repetimos, é indispensável você conhecer seu(sua) parceiro(a). É claro que não há namoro ou casamento sem toque. E ele vem espontaneamente, quando o casal está conectado, tornando-se algo inerente à relação. O toque, seja ele de que natureza for, é para se tornar natural – e não mera rotina. O toque revigora o relacionamento. Num toque você perde perdão, diz que ama, se torna presente, dá segurança, conforta. O toque não é apenas "botar a mão". Ele precisa ter intenção também de cura, de carinho, de desejo. Um beliscão carinhoso ou um tapinha na bunda, ao longo do dia, pode ser o despertar do fogo para uma incendiada noite de sexo. E vamos combinar de novo: não existe sexo sem toque.

E o casal que já perdeu tudo isso... Ele terá que recuperar lá na "nuvem" o que ficou daqueles primeiros tempos, quando a conexão era total. Ou seja, recomeçar do começo mesmo. Você se lembra da última vez que pegou na mão de seu(sua) marido/esposa ou de seu(sua) namorado(a)? Pois é, esse gesto simples é extremamente poderoso. Então vai aqui a primeira dica: se não sabe por onde retomar o toque, comece pelas mãos. Se ele/ela está repousando a mão na mesa, coloque a sua mão por cima. Com o tempo, transforme esse repouso em carinho. Daí, passe para o braço. Segure e repouse a mão sobre o braço dele ou dela. Quando toca alguém, você precisa de um tempo para que a pessoa verdadeiramente sinta aquele gesto. Há quanto tempo você não anda de mãos dadas com seu(sua) marido/esposa ou namorado(a)? Pois retome essa prática. É um gesto de carinho, mas também de união e confiança.

Aqui vai outra dica: toque o rosto. Isso passa a sensação de admiração e faz com que a pessoa se sinta especial, desejada, única. O toque no rosto desarma a pessoa mais dura, mais fechada, mais arredia, mais colérica. Quem tem dificuldade de receber carinho com certeza vai resistir ou evitar. E o que a gente faz? Insiste! Uma insistência com bom senso, que respeite a natureza da pessoa. Mas vamos combinar: numa relação amorosa, faz sentido recusar carinho?

No entanto, nem sempre dá para adivinhar a carência do outro. Seu namorado, seu marido, sua namorada, sua esposa precisa saber o que está faltando, o que é importante para você. Daí a importância do beijo. Não adianta denunciar o tempo todo que seu(sua) parceiro(a) não beija mais ou beija pouco. Demonstre isso beijando. Com o passar do tempo, os casais não se entregam a beijos apaixonados, como no começo. Isso é normal. O que não é bom é o longo tempo entre um beijaço de língua e outro. Acredite: há casais que passam anos sem voltar a experimentar isso. Então, nossa outra dica é começar com um selinho mais demorado. Depois um selinho com a mão no rosto do(a) seu(sua) companheiro(a), que dure mais alguns segundos. Beijo na testa também vale, mas demorado e pra valer, segurando a cabeça da pessoa amada.

E o beijo na boca? Como recuperá-lo? Metendo a cara! É difícil, mas é recuperável. Após aquelas etapas que descrevemos, os sinais vão reacendendo a intimidade e a abertura para o carinho do outro. O que conta num beijaço assim? O olhar de desejo real, o olhar demorado, que você não cansa de retribuir. O movimento lento, que é sempre mais sedutor. Daí, a um demorado e excitante beijo na boca, é um pulo.

9.

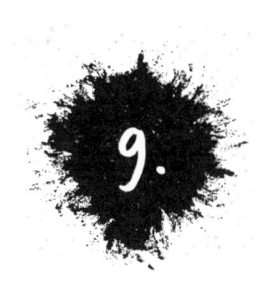

EM CENA: O AMBIENTE GERA O CLIMA

Fez enorme sucesso no Brasil uma canção interpretada por Ritchie, nome artístico de Richard David Court, cantor inglês radicado no Brasil que, com Bernardo Vilhena, compôs estes versos: "Meia-noite no meu quarto, ela vai subir / Ouço passos na escada, vejo a porta abrir / Um abajur cor de carne, um lençol azul / Cortinas de seda, o seu corpo nu". Trata-se de "Menina veneno", do álbum *Voo de coração*, que vendeu mais de 1 milhão de cópias e faturou quatro discos de platina e dois discos de ouro, superando "Billie Jean", de Michael Jackson.

A canção mobiliza todo um imaginário sobre o clima de sedução erótica entre homem e mulher. Repare que ele espera a parceira, atento aos ruídos dos passos dela, que são como o prelúdio da excitante cena a seguir. O ambiente está iluminado por uma cor "quente": o vermelho do abajur, que contrasta com o azul do lençol. A seda das cortinas dá um toque de suavidade e requinte, talvez exagerado, sugerindo que aquele pode não ser o quarto de um casal, mas de amantes. As palavras seguintes deixam tudo muito claro: toda aquela ambiência gera o clima para uma noite de sexo. Se resta alguma dúvida, a continuação da letra trata de explicitar que os dois vivem uma tórrida paixão, que não tem uma cama certa para se consumar.

Tudo isso pode ser muito excitante e encantar nossa imaginação. Mas é preciso tomar cuidado para que esse imaginário não nos deixe ansiosos(as) quanto ao clima ideal para o sexo, sobretudo numa relação longa, estável, que se encontra num momento diferente daquele dos primeiros dias, semanas ou meses de namoro.

A casa da gente é o último refúgio de nossa intimidade, o espaço onde sinceramente podemos ser quem somos, sem amarras ou constrangimentos sociais. Quando a dividimos com alguém, porém, essa liberdade é negociada. Liberdade não é fazer o que se quer, mas distinguir o que é necessário. Por isso, numa relação madura, o que se busca é o equilíbrio e a conciliação das diferenças, que são naturais entre duas ou mais pessoas. Isso se reflete na casa, que precisa ser, dentro das possibilidades do casal, um ambiente o mais confortável e acolhedor possível. É muito difícil propiciar ou manter o tesão num ambiente inóspito, desconfortável, árido, hostil. Cuidar da casa é também cuidar de si. É fácil detectar um ambiente sem amor quando nele falta cuidado.

Se um casal quer criar um clima, é preciso estar atento ao barulho da TV ligada, ao alarido dos filhos, aos sons e ruídos domésticos que roubam a tranquilidade necessária à descontração para o sexo. Ambiente tenso e dispersivo é o ingrediente certeiro para o fracasso – ou para a relação sexual incompleta, pouco ou nada prazerosa. Assim, é preciso cuidar para que, à noite, toda a energia dinâmica da casa seja reduzida, produzindo aquela tranquilidade indispensável ao clima erótico. Aqui vão algumas dicas simples, que não precisam de grandes esforços para ser postas em prática. Só um pouco de boa vontade e de imaginação.

Velas no banheiro. Ilumine o banheiro – por mais simples que ele seja – com velas. Apague a lâmpada e tome banho com seu(sua) companheiro(a) sob a iluminação quente desse fogo. Ela é muito menos intensa que a luz elétrica, criando um visual excitante, pois confere certo mistério aos contornos dos corpos. Esse mistério, junto com o barulho e o calor da água, excita a imaginação erótica. Pode colocar uma música, acender um incenso, botar um vaso de flores. E aí o casal se abraça e se acaricia sob o chuveiro...

Abajur (olha ele aí) de cabeceira. Se o quarto do casal é iluminado apenas por uma lâmpada forte no teto, branca, ofuscante, fria, é preciso criar uma alternativa amena, aconchegante, que favoreça o clima de relaxamento. Um simples abajur, com iluminação baixa, suave e/ou amarelada, faz toda a diferença no quarto. E essa diferença não precisa resultar necessariamente em sexo. Às vezes, ele gera uma noite de sono revigorante, que na manhã seguinte pode instigar uma prazerosa relação sexual. Afinal, os dois dormiram bem e estão descansados.

Decore o ambiente. Sobretudo o quarto. Um vaso de flores, um enfeite diferente, uma cortina (olha ela aí). Troque a roupa de cama por uma que tenha cores mais interessantes, ao gosto do casal. Coloque um som relaxante, se for do agrado dos dois. E pronto, está montada a cena para a troca de carícias preliminares. Essa mesma ambiência pode ser reproduzida em outros cômodos da casa – na cozinha, por exemplo, durante o preparo de um almoço ou em um jantar a dois. Em resumo, a regra é criar uma ambiência tranquila e acolhedora para o sexo.

10.

ROMANCE: MODOS DE USAR

Casa comigo? Há quanto tempo você não faz essa pergunta para seu marido ou para sua esposa? Sim, mesmo depois de casados. Não, não é uma bobagem. Essa pergunta deveria ser frequente, porque é uma forma de reafirmar o amor, o interesse e o desejo de um pelo outro. Uma coisa é o dia em que, numa cerimônia cada vez mais distante no passado, você fez os votos do matrimônio (informal, civil e/ou religioso, não importa). Outra coisa é aprender a renová-los ao longo do casamento. Então essa pergunta, repetida depois de anos de casamento, ao mesmo tempo é divertida, carinhosa e romântica. Mas também lembra que a relação amorosa é um desafio, porque ela está repleta de problemas diários. A vida a dois é uma das dimensões mais complexas de qualquer pessoa. Quem não quer desafio não deve se casar. E qual é o benefício do casamento? Ter uma pessoa que ama você, que quer você, que agrega valor à sua vida, que faz você evoluir. Alguém para ser amado. Mas a grande recompensa do casamento é o sexo – desde que ele seja muito bom. Ele é o sintoma de uma conexão plena, que vai muito além da rotina esvaziada de sentido que acomete muitos casamentos.

Aí é que entra um hábito importantíssimo: programas românticos. Você pode achar que é mais um clichê. Mas como uma relação amorosa sobrevive sem romance? Se um não se sente especial para o outro, não há casamento que dure. Daí a urgência de renovar a conexão constantemente.

Uma das linguagens do amor é o tempo de qualidade. E o programa romântico serve justamente a essa qualificação do tempo. Isto é, o propósito desse momento é voltar toda a sua atenção para o(a) seu(sua) parceiro(a). Não, sair para jantar fora não vale como programa romântico! Sair com os amigos, também não. Com os filhos também não vale. Com os pais ou irmãos, muito menos! O que, então, seria um programa romântico? É aquele evento a dois, num ambiente diferente, em que seu foco é o(a) seu(sua) parceiro(a). Sua atenção, seu olhar, sua escuta, sua admiração é toda dedicada a ele/ela.

Coisas simples, mais uma vez: uma caminhada em ritmo de passeio – e não de exercício físico – no final da tarde (se você mora no litoral, a praia é a primeira pedida), sentar na manhã de domingo para uma água de coco na praça ou em qualquer lugar ao ar livre, colocar as cadeiras de praia na varanda ou no quintal ou no terraço para uma gostosa e tranquila conversa, tomar banho de mar juntos (mais uma vez, se você mora no litoral), sair para dançar, ir ao cinema e conversar sobre o filme depois, fazer massagem um no outro, um simples cafezinho a dois no meio da tarde, levar seu(sua) parceiro(a) para uma noite ou algumas horas num hotel ou motel...

Quanto à massagem, especialmente, é bom lembrar que, como programa romântico, ela contém muitos dos aspectos que a gente vem levantando até aqui: atenção, dedicação, ambiência (nenhuma massagem pode ser prazerosa num ambiente desconfortável e inóspito) e, claro, toque – muito toque, que permite que você se reconecte fisicamente com seu(sua) parceiro(a). Não precisa ser nada extraordinário, nem preparar um cenário de spa. Uma simples massagem nos pés, logo que ele/ela chega do trabalho e se senta na poltrona ou no sofá, uma simples limpeza com lenços umedecidos já faz toda a diferença. Coloque um som relaxante, pegue o pé dele/dela e o massageie. E aí converse, ouça, fale, troque. É o momento de um para o outro. Olhe para ele/ela, reaprenda a seduzi-lo(a).

A dica, então, é transformar mesmo uma atividade aparentemente banal num programa romântico.

11.

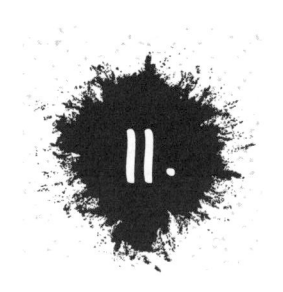

INDIVIDUALIDADE: AUTOESTIMA GERA CONEXÃO

Agora vem aquele papo que sempre causa certo desconforto – e que, por isso, estrategicamente deixamos bem no meio do livro: atividade física. O assunto é incômodo, porque muita gente se acomodou, com o tempo e em função de maus hábitos, a uma vida sedentária – que significa menor gasto calórico com atividade física. O problema é que, em geral, por mais saudável que seja a alimentação, gastamos menos energia do que ingerimos com a comida, quando mantemos um estilo de vida sedentário. Isso acarreta consequências para o corpo e para a saúde (inclusive mental, pois o sedentarismo pode favorecer a depressão, por exemplo). Não estamos incentivando ninguém a virar atleta ou a aderir aos padrões de beleza física ditados pela propaganda ou pela mídia. O que estamos apontando é a relação entre atividade física e autoestima. E entre autoestima e uma vida amorosa feliz.

Aqui até cabe falar de vaidade, mas no sentido de que ela é a valorização daquilo que você tem de bonito, do que você gosta em você. Tem a ver com o fato de você buscar a sua beleza, que é própria, exclusiva, singular. Destacar o que você tem de melhor tanto física quanto emocionalmente. No que diz respeito ao corpo, ouça seu(sua) parceiro(a) sobre o que ele/ela mais gosta em você e destaque esse aspecto. É o cabelo? São os olhos? A boca? As pernas? As coxas? A bunda? As mãos? Os braços? Faça o inverso: diga pra ele/ela o que mais a(o) atrai nele/nela.

Com qualquer atividade física – que não precisa ser em uma academia de musculação ou correr maratonas – você sente e conhece melhor seu corpo, solta sua personalidade, descobre seus potenciais. Muitas pessoas têm dificuldade de se soltar na cama, na hora do sexo, porque desconhecem as potencialidades do próprio corpo. Por comodismo, por timidez ou por falta de estímulo, nunca desenvolveram nenhuma atividade física em que pudessem testar os limites de sua corporeidade. O sedentarismo reduz os níveis de testosterona e, consequentemente, a libido. Atrofia a musculatura e piora o humor, além de alimentar o desânimo e a indisposição. Então a atividade física ajuda a equilibrar várias funções de nosso corpo e as nossas emoções. Sexo, inclusive.

A mulher que conhece e domina o próprio corpo é mais atraente e chega ao orgasmo com mais facilidade. Não se trata de ser musculosa ou atlética. Trata-se de conhecer o próprio corpo e dominá-lo. É sentir o próprio corpo. Por exemplo, sentir o próprio abdômen. Perceber que ele garante a postura. Com o desleixo, com a falta de tônus, com a perda da percepção corporal, a nossa autoestima também cai, num ciclo vicioso: sem autoestima, descuidamos do físico; descuidando dele, perdemos a autoestima. Trata-se, enfim, de ter um corpo que ao mesmo tempo lhe traga bem-estar e funcionalidade. Afinal, é preciso um mínimo de elasticidade e força para um bom desempenho na cama.

E aqui entra uma questão que pode parecer desimportante, mas é crucial: fazer atividade física juntos ou separados? Juntos é melhor, porque é uma forma de convivência fora do ambiente doméstico rotineiro. É uma oportunidade para desenvolver outras afinidades. Pode ser também um momento de flerte, de apreciação erótica do corpo dele ou dela. Ou de companheirismo, quando se trata de algum jogo – vôlei, por exemplo. Então não resta dúvida: atividade física ou esporte é uma ótima forma de você mudar de vida, se restaurar, restaurar sua relação, criar afinidades com seu(sua) parceiro(a). Se não dá para fazer juntos, o importante é fazer. Porque nem homem, nem mulher gostam de ver o(a) parceiro(a) largado(a), como se diz, enterrado(a) no sofá, sem nenhuma disposição para cuidar de si. Esse autocuidado é excitante para o outro.

Em outras palavras, se cuidar também desperta a libido do(a) seu(sua) namorado(a), marido ou esposa.

A atividade física em separado também pode ter suas virtudes. Cada um terá algo diferente a apresentar ao outro. O problema é o ciúme. Numa relação madura e saudável, não há lugar para ele, ainda mais quando o(a) parceiro(a) está se cuidando. Claro que no ambiente de uma academia ou num espaço público podemos encontrar outras pessoas, ver e ser vistos(as). Mas isso, que é inevitável, não pode ser motivo para impedir que pratiquem lá seu esporte ou exercício, seja ele qual for.

Outra resistência é o próprio corpo acomodado ao sedentarismo. Quem fica muito tempo sem fazer nenhuma atividade, quando retoma ou começa os exercícios, mesmo uma simples caminhada, pode sentir taquicardia, dor no joelho ou na coluna. Por isso é recomendável consultar um profissional antes de começar, fazer os exames e testes que forem necessários. Seja como for, vá com calma e entenda que meses ou anos sem nenhuma atividade física provocam essas dores e lembram partes do corpo que você havia esquecido. Não desanime por causa disso. Não coloque as dificuldades na frente, porque a atividade física, além de todos os benefícios que já conhecemos, é fundamental em seu desempenho sexual. No caso particular das mulheres, ela regula o intestino e combate a prisão de ventre – tão frequente entre elas. Mas tanto para ele quanto para ela, o bom sono, o bom trânsito intestinal e a boa saúde mental são indispensáveis. Aliás, muitas disfunções sexuais estão relacionadas a problemas psiquiátricos – às vezes camuflados pelo preconceito e pela desinformação.

12.

REAPRENDA A SEDUZIR: PROVOCAR À DISTÂNCIA

É interessante pensar de onde as palavras vêm, como elas vieram parar em nossa língua e que significados elas tinham até dizer o que dizem hoje. É um jeito de pensar sobre elas e, assim, quem sabe entender melhor o mundo e a vida. Como você deve se lembrar, nosso idioma tem origem no latim. Assim, "seduzir" deriva do verbo latino *seducere*, palavra formada pelo prefixo *se*, que indica afastamento ou separação, e pelo radical *ducere*, que quer dizer "levar", "guiar", "conduzir". Então, literalmente, "seduzir" é separar-se do que leva, guia, conduz. Isto é, sair do caminho, no sentido de desencaminhar, sair da rota, do previsto, da trajetória programada, desviar-se. Essa ideia original tem a ver com o que a gente vem dizendo até aqui, pois seduzir, quando se trata de namoro ou casamento, é tirar o outro de sua rotina, deslocá-lo do caminho habitual, chamar a atenção dele/dela para você. E isso pode se dar inclusive a distância, virtualmente, pelos meios de que dispomos hoje. Basta um pouco de criatividade.

Falando em virtualidade, logo nos lembramos do celular – essa tecnologia maravilhosa, que pode ser também um inferno numa relação conjugal ou de namoro: ele/ela não desgruda do aparelho, passando horas a fio vendo bobagens nas redes sociais ou no YouTube. Pois é, que tal usar o celular a favor da relação? Principalmente para os(as) mais tímidos(as) ou para os(as) que ainda estão no começo do namoro, ele pode ser um aliado e tanto. Sim, mas como? Por meio da troca de imagens, mensagens de texto, áudios, vídeos, músicas ou assuntos que sejam sexualmente interessantes para o casal. Itens que, de alguma maneira, instiguem eroticamente os dois. Quando o homem – que, pela nossa cultura machista, está habituado a receber conteúdo erótico pelo celular – recebe imagens, mensagens, vídeos, músicas de viés sexual da mulher, ele passa a associá-la ao erotismo. Ou seja, deixa de ser sexo por sexo, mecânico, vazio, feito apenas para excitar na hora da masturbação, como é próprio da pornografia. Isto é, ao receber conteúdos eróticos dela, o homem vinculará o sexo à sua companheira. É uma, digamos, "re-erotização" da relação. Vamos a dicas práticas.

O que você, mulher, pode enviar ao seu marido ou namorado? Comece pelo começo: do que ele gosta? Claro, será um conteúdo sexual. Mas esse conteúdo pode ser mais erótico, mais romântico, mais educativo (sim, educação sexual faz falta...) ou até mais cômico como, por exemplo, uma tirinha de humor. Homens adoram mulheres bem-humoradas! Mas tome cuidado para que aquilo que você enviar não tenha uma conotação de cobrança, de acusação ou de exigência. Partilhe o que efetivamente pode excitar, estimular, sugerir – enfim, seduzir. Para enviar à mulher, a dica é música. Uma canção romântica ou mais quente, com vídeo, por exemplo. Claro que funciona também para homens!

Bom, esses são recursos prontos, que você acha na internet, e é tudo virtual. Mas você pode produzir seu próprio instrumento de sedução, único, particular, singular. Aquele bilhete ou cartão dizendo "Tô sentindo falta do teu cheiro", "Tô com saudade do teu gosto", "Quero sentir tua boca no meu corpo". Se você já tem essa liberdade com seu(sua) parceiro(a), no caso de um namoro, você pode mandar essas mensagens e ir apimentando a relação. Se você é casado(a), recupere essa prática. Se nunca fez isso, tente agora. É maravilhoso para o homem receber da esposa ou da namorada, no celular, mensagens eróticas como estas, em pleno horário de trabalho: "Te quero", "Te desejo", "Vou te pegar", "Quero te morder", "Quero te chupar".

É fundamental para o amadurecimento da relação, sobretudo no caso dos homens, vincular a namorada/esposa ao conteúdo erótico que normalmente ele associa apenas à pornografia. Você – homem ou mulher – pode sussurrar, numa mensagem de zap, o que gosta de dizer para excitar seu(sua) parceiro(a) na cama ou lembrar os detalhes de uma noite tórrida de sexo que vocês tiveram. Essa situação, no caso de casais que moram na mesma cidade ou até na mesma casa, simula uma distância muito excitante, que aguça a imaginação erótica. A impossibilidade do contato sexual, quando você sussurra palavras quentes pelo zap, é um apimentado tempero para quando os dois se encontrarem. Para a mulher, é particularmente instigante quando o homem pergunta o que ela está vestindo – não precisa dizer a verdade, porque se trata de um jogo erótico. Boa oportunidade para usar a criatividade e inventar dizeres que excitarão o homem.

Nudes, fotos e vídeos

Se vocês namoram à distância, se vocês não se verão esta noite, se o marido ou a esposa está viajando, vale, sim, enviar *nudes* provocantes, quentes, apimentados. Por quê? Porque essa imagem vai servir para a outra pessoa se masturbar pensando em você. Mas se vocês se encontrarão à noite, basta instigar, provocar. Mande foto da *lingerie* ou só da boca, mas nada que entregue tudo, entende? Algo que instigue a imaginação erótica do(a) seu(sua) parceiro(a), mas que não seja explícito. Há um fotógrafo e cineasta canadense chamado Bruce LaBruce que diz: "A diferença entre o erotismo e a pornografia é a luz". Aprenda a usá-la bem, portanto, quando fizer uma imagem excitante para seu(sua) amado(a). Muitas vezes é mais provocante insinuar do que mostrar.

Tudo isso funciona principalmente para casais que, por algum motivo, namoram à distância ou passam dias ou até semanas separados. É indispensável se fazer presente por meio dessa brincadeira erótica das fotos e dos vídeos. Se você tem dificuldade de enviar conteúdos picantes, inicialmente, comece com um "Lembrei-me de você" junto com uma foto do que gosta – uma flor, uma paisagem, uma cena na rua, um prato que está saboreando num restaurante e que gostaria de compartilhar com ele/ela, a cadeira vazia num bar legal onde você queria que ele/ela estivesse. Mas atenção: nunca envie um conteúdo de que você não goste, que não o(a) atrai. Se aquilo não agrada a você, como pode agradar ao outro? Mesmo que seja do gosto dele(a), na brincadeira erótica é preciso que as duas partes estejam engajadas. De nada adianta você enviar, por exemplo, uma foto ou vídeo supererótico ou pornográfico, se nessa imagem ou vídeo está rolando algo que você mesmo(a) não curte. Mandar vídeo ou foto erótica ou pornô é uma forma de revelação, de indicação, de sugestão. É também um modo de você conhecer as preferências dele/dela. Então, você não vai querer insinuar algo que sexualmente não deseja.

Você não precisa tentar tudo de uma vez. Vá aos poucos, sem ansiedade. Experimente. Perceba como o outro reage a cada uma das sugestões anteriores ou a cada tentativa que você mesmo(a) criar. A ideia aqui é (re)conquistar, (re)descobrir. Vá vendo o que funciona e o que não funciona. Cada casal é singular, diferente, único. O que dá certo para um pode não ser tão bom para o outro. O importante é ter bem claro que não há relação amorosa sem erotismo. E cada par de namorados ou casados precisa construir o seu jeito de erotizar a relação, levando em conta as singularidades dele e dela. Então, não desista logo na primeira tentativa. Seja paciente e persistente. Não tenha medo de errar. O erro faz parte do aprendizado. Outra coisa que é absolutamente normal, e você não deve estranhar nem desanimar por isso: o fogo das trocas por zap ou na virtualidade pode não se repetir quando você se encontrar pessoalmente com seu(sua) namorado(a) ou marido/esposa. Relaxe. Depois, aos poucos, você vai trazendo toda aquela pimenta do virtual para o presencial. Especialmente no caso dos homens, é difícil lidar com os afetos, com os sentimentos, com os desejos, sobretudo depois que o fogo da paixão passou. Muitos nem sequer sabem dizer "Eu te amo". Então isso tudo pode ser um aprendizado para ele. Tenha paciência, portanto.

Outra regra de ouro: em toda e qualquer imagem, vídeo ou áudio que enviar, sempre tente validar seu(sua) parceiro(a). Todas essas mensagens devem ter um fundo de validação da pessoa que você ama e deseja: o quanto ela tem de fantástico, de atraente, o quanto você a quer ou o quanto ela lhe faz falta. A maior sedução é a mensagem sincera, verdadeira, autêntica, honesta.

EMBAIXO DO CHUVEIRO: O BANHO A DOIS

Que tal um banho juntos? Taí um hábito que, em geral, os casais com histórias mais longas acabam abandonando – ou até que nunca tiveram.

Há um tabu, em nossa cultura, quanto ao banho a dois. Em algumas sociedades contemporâneas, como a japonesa, ele é uma atividade até pública, que acontece em estabelecimentos específicos (*sentō*). No Brasil, porém, culturalmente o banho é solitário, privado e íntimo. Mas, para o casal, ele pode ser revigorante, confortante e, claro, muito excitante, encerrando um dia cansativo e estressante de trabalho e recuperando a intimidade entre os dois.

E os filhos? Como eles ficam diante dessa prática de pai e mãe se banharem juntos? Eles podem ser mais compreensivos do que a princípio parece, sobretudo se o banho a dois for tratado com naturalidade pelo casal. É um hábito saudável para a vida conjugal, e os filhos vão entendendo isso, sem que seja necessário explicar com palavras. Aliás, se os pais estão emocionalmente bem, isso ajuda no equilíbrio emocional dos filhos.

Durante ou depois do banho pode ou não rolar sexo. Tudo depende de como os dois estão. Uma das funções do banho a dois é acalentar. Lembra-se da ambiência mais acolhedora, mais propícia ao carinho e ao sexo? O banho tem um papel decisivo nesse sentido. Se seu(sua) companheiro(a) chegou estressado(a) do trabalho ou está passando por uma fase difícil, prepare um banho bem gostoso para ele/ela. Experimente deixar o banheiro à meia-luz, iluminado por velas, ao som de música leve. Separe um óleo para fazer massagem, escolha um sabonete diferente, uma bucha gostosa, que acaricie a pele em vez de raspá-la. Não tem nada disso? Basta o chuveiro e a água quente. E que tal usar a calcinha (ou a cueca) como bucha? Nada mais sexy... Num banho assim, pode acontecer de tudo: cura, choro, tesão, paixão, desejo. A descontração e o carinho permitem que a pessoa externe seus sentimentos. Às vezes, o que ela quer é só mesmo ficar abraçada, quietinha, sentindo a água quente escorrer sobre a pele e sentindo-se acolhida pela pessoa que ama. Por isso pode brotar um choro, por exemplo. É normal, não se assuste. É um instante em que ele/ela se permite expor sua fragilidade. Acolha esse choro. Mais tarde, se for o caso, conversem a respeito.

A ideia é criar um clima de aconchego, para que a pessoa realmente possa descansar, relaxar, descontrair, se sentir protegida. Isso, tanto para o homem quanto para a mulher, é maravilhoso! Quando essa forma de acolhimento é introduzida para romper a rotina do casal, ele/ela passa a voltar o mais cedo possível para casa. Ele/ela aumenta ou reencontra o prazer de regressar ao lar porque está sendo esperado(a). E uma das formas mais intensas de se sentir amado(a) é se saber esperado(a) por alguém.

Deixe tudo fluir naturalmente. Nenhum casal tem a obrigação de tomar banho junto só para fazer sexo. Como dissemos antes, ele pode rolar ou não. O banho pode ser um momento lúdico, de diversão, de descontração. Prazer sexual não é só copular. Debaixo do chuveiro tudo pode ser muito sensual, sem a obrigatoriedade da ejaculação ou do orgasmo. O prazer tem que ser espontâneo. O banho bem gostoso e afetuoso pode ser apenas um vestíbulo, um preparo, a antessala da relação sexual.

Se sua intenção é provocar um momento mais sensual, não é hora de lavar o cabelo – tá, mulher? Esqueça o cabelo! Prenda ou solte a juba, mas não invente de passar hidratante, xampu ou condicionador nesse momento. O clima agora é de descanso, de relaxamento. Esse banho a dois não é para lavar o cabelo – a não ser que seja uma chuveirada pós-piscina ou praia, sem o propósito de algo mais sexy. Mas não quebre o clima cuidando do cabelo. Deixe estragar a chapinha!

E quais são os sentidos que mobilizamos no banho?

Um deles é o olfato: o perfume do sabonete, o cheiro de um óleo hidratante, a fragrância do xampu... Você pode, por exemplo, separar um sabonete com perfume especial, reservado para passar nele/nela nesses banhos mais *calientes*.

Outro sentido: visão. O cabelo molhado, o corpo molhado, a pele molhada podem ser extremamente eróticos. Por isso é importante a penumbra, a meia-luz, a iluminação com velas. Vale também espalhar pétalas de flor no banheiro.

A audição. O barulho da água caindo pode ser muito erótico, junto com a trilha sonora que vocês escolheram para acompanhar o momento. Para casais mais inibidos ou com pouca intimidade, esses sons podem quebrar os silêncios constrangedores.

O toque. O banho é o momento para você tocar o corpo todo do(a) seu(sua) amado(a). Para isso servem o sabonete, o óleo, a bucha. Ajude o outro a se esfregar, a se acariciar, a se tocar. Boa ocasião para você explorar o corpo do(a) seu(sua) parceiro(a), exercitar o toque de zonas do corpo que normalmente você não toca ou nunca tocou. Isso é um jeito de ir recuperando a intimidade, se vocês a perderam, ou de reforçá-la, se vocês a têm. Assim você vai mapeando os pontos onde ele/ela gosta mais de ser tocado(a). É muito bem-vinda uma toalha especial, maior e mais felpuda, para você enxugar o corpo dele/dela. Dica: enxugar o corpo do(a) companheiro(a) é uma promessa de sexo oral. Outra dica: por isso mesmo, coloque um tapetinho confortável, onde você possa se ajoelhar sem se machucar. Para o homem, pode ser particularmente excitante, provocante, ver a mulher se tocando durante o banho. Então, mulher, faça de conta que está sozinha e toque seu corpo. Ensaboe cada parte demoradamente (seios, coxas, costas...), sentindo e aproveitando o prazer de se tocar, que é também uma descoberta de si mesma. Toque seu clitóris. Essa cena pode deixar seu amado louco!

Alguns cuidados com o toque. Atenção, homem, deixe a vagina para o final. Não vá com tanta sede ao pote! Outra coisa: excesso de sabonete e de água na região da vulva pode tirar a lubrificação natural da mulher e dificultar a penetração. Use produtos adequados para o banho – não serve qualquer marca. E, no caso de lubrificantes íntimos, caso sua intenção seja fazer sexo na piscina, no mar, debaixo de uma cachoeira, na praia ou numa banheira, prefira aqueles à base de silicone. Outro cuidado: vá com calma. Não é todo(a) parceiro(a) que aceitará o banho a dois logo de cara. É preciso entender a pessoa que você ama e, aos poucos e com jeitinho, introduzir essa prática na relação. Há detalhes que inclusive podem ser constrangedores, com os quais é preciso saber lidar. Por exemplo, muitas vezes a pessoa costuma defecar na hora do banho (se vaso sanitário e chuveiro estiverem no mesmo ambiente, como é na maioria das casas brasileiras). Isso pode inibi-la para uma chuveirada a dois. Então pense em alternativas, como um segundo banho mais tarde.

Em resumo, banho a dois é momento de cuidado de um para com o outro. Cuidado que, claro, não dispensa o sexo. Muito pelo contrário, o sexo gostoso, espontâneo e gratificante nasce exatamente do carinhoso cuidado recíproco.

14.

A DELÍCIA DA CARÍCIA: MASSAGEM ÍNTIMA E TOQUE SENSUAL

Ninguém precisa ser massoterapeuta ou dominar altas técnicas de massagem para aplicar o toque gostoso que propomos aqui, visando apimentar sua relação. Isso vale tanto para o homem quanto para a mulher. Não é só ele ou só ela que gosta de ser massageado(a) sensualmente. A massagem íntima é outra forma de prazer, que pode nos proporcionar um orgasmo diferente. Ela pode ou não ser usada para chegar ao clímax, mas é o melhor caminho para ensinar sobre o orgasmo à mulher, que culturalmente tem mais dificuldade para se entregar, porque ela é orientada a se controlar, quando se trata de prazer. A massagem íntima é justamente para que ela perca esse autocontrole, que muitas vezes a impede de gozar.

A massagem íntima trabalha com o estímulo da mão, que realiza movimentos muito mais refinados e suaves que os do quadril, por exemplo. O controle do toque é mais preciso e sofisticado. Mas essa massagem estimula também mentalmente, pois mobiliza a fantasia. A pessoa que recebe a massagem íntima tem sensações diversas, que agradam aos seus gostos ou fetiches: ela pode sentir-se dominada, explorada, amada, cuidada, desejada, acolhida. Inclusive tudo isso ao mesmo tempo. Poucos momentos eróticos propiciam tanta entrega como esse, em que a pessoa se sente literalmente na mão da outra. O êxtase pode ser enorme, num orgasmo indescritível. Afinal, há várias formas de alcançá-lo.

No caso dos homens, a massagem íntima pode ensiná-lo a não gozar tão rápido, a aprender a curtir o lento e delicioso caminho do prazer até gozar. Aliás, está aí uma dica para combater a ejaculação precoce: aprender a apreciar a estrada, sem pressa de chegar ao destino.

Vamos à prática. A massagem íntima começa com um simples toque. Curta o que você está tocando, do jeito que souber tocar. Lembre-se: não precisa ser massagista profissional. Você está tocando a pessoa que você ama ou que está namorando. É um carinho, é uma vontade de pegar. Feche os olhos e explore, perceba a textura, a forma, a consistência, a extensão. Toque devagar. Tente sentir o que é. Sobretudo sinta a pessoa. Então, faça movimentos. Agora abra os olhos e perceba o prazer dele ou dela com esses movimentos. Note se ele/ela reage aos mais rápidos ou mais fortes, e vá dosando, encontrando aquilo que proporciona mais prazer, conforme as reações dele ou dela. Você descobre as nuances do prazer de seu(sua) parceiro(a) com a massagem íntima.

Nos homens, a região dos testículos é especialmente erógena. Mas, justamente por eles serem bastante sensíveis, vá com calma: não aperte, não belisque, não bata – a menos, claro, que ele queira ou peça. O grande lance da massagem íntima é que a pessoa precisa estar relaxada. Se a dor provocada nos testículos contrair o homem, então esse relaxamento será impossível. Mas há um movimento simples que pode ser extremamente excitante para ele: segurar a base do pênis ereto e balançá-lo, como se fosse um pêndulo.

Tá, mas quem vai primeiro? Sim, essa ordem é importante. A primeira a receber a massagem íntima deve ser a mulher, por uma razão simples: em geral, se o homem goza logo no começo, a brincadeira acaba, não é? Ao contrário do homem, a mulher consegue manter o interesse erótico mesmo depois do orgasmo. Então, um roteiro básico é começar pela massagem íntima e depois ir experimentando o cardápio sensual completo: sexo oral, penetração anal e vaginal e todas as opções que a imaginação e o desejo de vocês permitirem. Assim como no banho a dois, a massagem íntima não precisa terminar nela mesma nem no orgasmo: ela pode ser o começo de um longo e demorado passeio por um jardim de delícias. Mas também pode ficar só nela – e ser extremamente gostoso.

No caso da mulher, aprenda uma coisa, homem: a manipulação do clitóris com as pontas dos dedos pode ser um tanto irritante. Então, em vez de masturbar a mulher assim, use as "almofadinhas" no meio dos dedos, deslizando-os sobre o clitóris e a vagina, num movimento circular e contínuo, sem perder o contato, cobrindo toda a região. Isso pode ser feito também com a palma da mão. Não se esqueça de sempre observar se ela responde com expressões de prazer. As palavras ajudam também, pois sexo não é só contato físico. Algo que deixa a mulher bastante excitada é dizer, por exemplo: "Você sabe onde está, não é? Você está nas minhas mãos..."

Importante: a massagem íntima, tanto para o homem quanto para a mulher, deve ser feita com óleo ou hidratante adequado, lubrificando a área e, com isso, propiciando mais prazer. Há lubrificantes próprios, beijáveis (com sabor), que permitem passar imediatamente ao sexo oral. Além disso, o ambiente deve ser descontraído e relaxante, o que inclui iluminação confortável, música (isso disfarça o barulho um tanto brochante da manipulação das genitálias lubrificadas) e falas eróticas, que expressem seus desejos recíprocos naquele momento ou que descrevam o que você está fazendo (para as mulheres, principalmente, isso é muito excitante).

Algumas mulheres atingem o orgasmo apenas com a massagem nos seios, estimulando os mamilos. Cabe ao parceiro explorar isso, usando as mãos, a boca e a imaginação. Lembre-se de que os mamilos são uma zona erógena e, portanto, bastante sensíveis.

Faça isso – e tudo que diz respeito à massagem íntima – com muita calma, sem pressa, entregando-se de corpo e alma a esse prazer. A hora agora é de relaxamento, descontração e sobretudo conexão com sua parceira. É uma comunicação de corpo com corpo. Na interação entre os dois, com ou sem palavras, vocês vão se entendendo, se percebendo, aprendendo o que excita o(a) parceiro(a). O prazer do outro também nos dá prazer.

E como começar a massagem íntima? Comece acariciando. Há uma diferença enorme entre carícia e massagem, embora ambas se complementem e podem estar no campo dos afetos. Na carícia, você passa a mão. Na massagem, você a desliza pressionando sensualmente. Por isso, ao massagear as genitálias com o objetivo de excitar, as mãos precisam estar bem lubrificadas, para que o movimento cause prazer – e não incômodo, dor ou desconforto. Deslize e aperte, alternadamente, e vá sentindo como ele/ela reage. E tenha cuidado com as unhas longas: claro que elas podem ser usadas, mas é preciso evitar que arranhem ou firam. Arranhar faz parte da relação sexual, mas aqui estamos falando de massagem íntima, que é o momento da entrega e do relaxamento. E de descoberta: quando está sendo eroticamente massageado(a), você pode descobrir novas sensações ou se lembrar de partes do corpo que havia esquecido.

Nunca comece a massagem íntima pelas zonas mais íntimas. Não custa repetir: não vá com tanta sede ao pote, curta o trajeto, aproveite o caminho, descubra as delícias que estão nele. A chegada é o grande prêmio, mas, se você o alcança logo, é o fim da viagem. Principie, então, pelas mãos ou pelos pés, por exemplo. Se começou pelas mãos, vá depois para o peito do homem ou para os seios da mulher, lembrando que os mamilos masculinos também são zonas erógenas. Se começou pelos pés, então o caminho natural é chegar ao pênis ou à vagina.

Vale vendar os olhos? Para a mulher, isso ajuda bastante na desinibição, enquanto aumenta sua sensibilidade ao toque. Para o homem também pode funcionar. Mas, culturalmente, ele está mais condicionado a se excitar com o que vê. Em geral, ele precisa estar bem à vontade, muito íntimo da mulher, para aceitar a venda. Se rolar a venda, a dica é não deixá-lo sem a visão por muito tempo. Se ele der algum sinal de que quer tirar a venda, não insista: tire-a. A perda da visão pode levá-lo a perder também a ereção.

Cócegas

Pois é, na massagem pode acontecer de a pessoa ter essa sensação. É normal, e varia de um corpo para outro. Há quem sinta cócegas em regiões em que para outros a massagem não produz esse efeito. Mas as cócegas, assim como outras sensações indesejáveis ou desconfortáveis, podem quebrar o clima. Daí a importância de conhecer o corpo de seu(sua) parceiro(a), sabendo o que ele/ela aprecia ou rejeita. Não é todo homem ou toda mulher que se excita com língua na orelha ou mordida no pescoço, por exemplo. Mordidas no mamilo podem ser extremamente eróticas, mas, se elas forem muito fortes ou fora da excitação sexual, podem ser dolorosas e causar irritação. Portanto, não é a qualquer hora ou em qualquer situação que quem gosta se sentirá excitado com esses toques. É preciso estar no clima.

A regra de ouro, que a gente vem repetindo sem se cansar, é: preste atenção no outro, descubra do que ele/ela gosta ou não gosta. Ou seja, conexão.

15.

JOGO DE CINTURA: OS MOVIMENTOS NA RELAÇÃO SEXUAL

O assunto agora é rebolado, mexidinha, requebro. Disso entendemos bem, pois o Brasil é o país do remelexo, do gingado. Afinal, o samba exige que se mexam as cadeiras e requer muito gingado. Não sabe sambar? Está aí uma dica que pode ajudar bastante na hora do sexo: soltar a cintura na dança. Olhe só: movimento, durante a relação sexual, é ritmo, velocidade, intensidade da pelve – essa parte do corpo onde, entre outros órgãos, fica a genitália masculina (pênis) e a feminina (vagina). O órgão sexual faz parte de um todo, por isso a movimentação da pelve durante a relação é central na intensidade do prazer – seu e da pessoa com quem você está transando. É quase uma dança. E dança precisa de harmonia.

Muitas mulheres se queixam de pouco prazer porque o ritmo do homem está desencontrado do dela. Isto é, ela está numa posição e numa fricção gostosa, mas o parceiro altera o ritmo ou muda de posição. O que ocorre frequentemente é que, para evitar a ejaculação, o homem precisa diminuir a intensidade e a velocidade do movimento ou até mesmo procurar outra posição. O homem pode chegar ao orgasmo em até quatro minutos. Já a mulher pode precisar de até vinte minutos.

Daí a importância dele saber esperar a parceira e adiar a ejaculação.

Algumas dicas que sobretudo os homens precisam saber: a parte mais sensível da vagina não é o fundo, mas a entrada e os primeiros três centímetros dela. Essa área é muito prazerosa e excitante para a mulher. Então, se o homem bate com o quadril, entrando com muita força, com muita pressão, o estímulo sexual para a mulher não está vindo do pênis dentro da vagina, mas da batida da região pubiana dele contra o clitóris. Se ele faz a penetração e movimenta o quadril ou se ele enfia parcialmente o pênis e o retira, o clitóris é massageado com intensidade. Portanto, para a mulher, é muito mais fácil obter prazer e alcançar o orgasmo nesses movimentos curtinhos do que na penetração total, em que ele soca o falo como se a vagina fosse um pilão. Além de que, quando o homem retira o pênis completamente e o reintroduz, o ar que esse movimento desloca provoca um som de flatulência que, ao menos no caso das mulheres, frequentemente é desagradável e brochante.

Na cultura sexual típica do Brasil, "socar" o pênis na vagina é sinônimo de potência, virilidade e poder do homem. Pois pode até ser muito prazeroso para ele, mas com certeza não é assim que a mulher garante o prazer dela. No sexo, corpo e mente não se separam. Por isso, se a relação sexual é apenas uma forma de o homem reafirmar sua masculinidade, nós já sabemos quem é que sai perdendo nessa história. Os movimentos, durante a relação sexual, também comunicam. Há instantes em que a mulher quer se sentir amada e protegida. Isso pede um tipo de movimento pélvico mais delicado e elaborado. Há outras situações em que se quer algo, digamos, "selvagem", como na famosa "rapidinha", que é frenética – e pode ser prazerosa, claro. Aí entra a fricção mais veloz e intensa. De novo, tudo depende da (boa) conexão entre as duas pessoas. O sexo lento, feito com calma, sem pressa, devagarinho, porém, é especialmente prazeroso para a mulher. Atenção: não confundir calma e lentidão com falta de tesão. Uma coisa não exclui a outra. Se o homem se livrar da necessidade de autoafirmação, ele também aprenderá que devagar se vai longe no prazer.

Ponto G

Na mulher, está na parede anterior da vagina. Para encontrá-lo, introduza cerca de três centímetros do dedo em forma de anzol. Com isso você alcança a parte interna do clitóris. Então, com movimentos do dedo, o homem consegue estimular a mulher – por isso é importante aparar as unhas e tirar as cutículas ásperas, pois, caso contrário, a dor pode levar a mulher a um episódio de neutralidade sexual, em que ela perde a excitação. Obviamente, com o pênis também se estimula essa área. A maior sensibilidade genital, para ele, está na glande (a cabeça do pênis, que fica exposta durante a ereção). Por isso, o movimento de entrar e sair da vagina é estimulante para o homem. Mas, se ele movimenta a pelve, ao mesmo tempo massageando o ponto G da mulher, ambos podem ter muito prazer. Ou seja, o homem também precisa saber movimentar o quadril. Dica para eles: os movimentos não precisam ser necessariamente frontais. Eles também podem ser laterais, ajudando a localizar e a acertar o ponto G. Quem pratica jiu-jítsu, por exemplo, pode aprender bem isso de jogar o quadril. De qualquer maneira, ninguém precisa ser dançarino ou lutador para encontrar o que proporciona prazer à mulher. O importante é observá-la, conhecê-la e experimentar. Aos poucos, com entendimento e carinho, os dois vão encontrando o que lhes dá mais prazer.

Também é da nossa cultura que a mulher explore mais os movimentos, durante a relação sexual, do que o homem. Ele, como dissemos, costuma agir como uma britadeira e se sente satisfeito quando essa *performance* resulta na ejaculação. Ela parece lutar mais pelo prazer, até porque o orgasmo feminino é mais demorado – mas, em compensação, mais prolongado. Igualmente por uma questão cultural, a mulher tem seu quadril mais solto, mais flexível – embora tanto nele quanto nela os movimentos possam ser os mesmos. O quadril pode se mover para a frente e para trás, para a esquerda e para a direita e combinar essas direções em movimentos giratórios. No pompoarismo, por exemplo, a mulher que cavalga o homem desce sobre o pênis ereto, contrai a musculatura vaginal, empina o bumbum para trás e depois solta a musculatura. Daí a mulher também praticar uma dança e conhecer melhor o próprio corpo. Com isso ela aprenderá a fazer os movimentos necessários para atingir o prazer e conquistar sua autonomia sexual. Ela não precisa ficar parada, enquanto ele entra e sai. A mulher pode ajustar seu corpo e movimentar o quadril, numa dança erótica com seu parceiro, em que ambos usufruam do prazer. Com essa autonomia feminina, o homem vai entender qual é a posição mais adequada para ela gozar.

Um detalhe importante, para concluir: como sexo não é meramente algo mecânico (quando é, fica ruim), a sensualidade dos movimentos também conta. E atenção, homem: movimentos sensuais não são só para as mulheres, embora culturalmente estejam mais associados a elas. Há movimentos do corpo masculino que excitam as mulheres. Que tal descobrir?

16.

DE PERNAS PRO AR: POSIÇÕES

Para apimentar a relação sexual, novidades nas posições podem ser a saída mais fácil. De novo, não se trata de se tornar um(a) atleta do sexo, até porque novidades sutis e bem simples podem fazer muita diferença. Ao falarmos em posições durante a transa, novamente lembramos os sentidos que isso envolve, pois não se trata de aula de ginástica. Aqui, o que importa é surpreender, despertar a libido adormecida e instigar seu potencial erótico.

Posição tem tudo a ver com fantasia, fetiche, imaginação. Nesse sentido, a posição traduz essas ficções, porque em cada uma delas – ou em todas ao mesmo tempo – a pessoa pode se sentir ou se ver como submissa, dominadora, desejada, acolhida, adorada. Depende, portanto, de cada casa e de cada gênero.

Para o homem, o visual conta muito: ver a mulher em determinadas posições o excita. E o repertório dela também é excitante para ele – isto é, o homem tende a gostar da variedade de posições. Essa variação permite a ele também a visão do corpo da mulher em situações e perspectivas diferentes. Mas isso muda também as sensações que ele vai tendo, inclusive durante a penetração e a fricção do pênis na vagina – e, com isso, ele proporciona mais prazer a ela e a conhece melhor. Além disso, ao mudar de posição, ele adia a ejaculação e o orgasmo, prolongando a relação.

A mulher busca o conforto necessário para atingir o orgasmo. Para ela, uma posição desconfortável bloqueia por completo o tesão, regredindo sua excitação. Por isso, ela tende a variar menos de posição. Isso é uma tendência, mas é claro que há mulheres que encontram prazer nas posições mais inusitadas. A questão é que o homem precisa ficar atento ao conforto erótico da parceira – e não pensar só no prazer dele.

Há posições em que o homem goza mais rápido e posições em que a mulher goza mais fácil. Entre os homens, a preferência clássica é o da mulher de quatro, com o bumbum empinado – que, no entanto, não é a ideal para que ela alcance o orgasmo, a não ser que esteja usando algum acessório ou se masturbando. Mas, se a posição do bumbum empinado pode dificultar o orgasmo feminino, a posição do quadril encaixado, do bumbum para dentro, facilita o gozo. Quando a mulher joga o quadril para a frente, ela expõe o clitóris e aumenta a área de contato com a região pubiana do homem, principalmente na posição "papai e mamãe". "Papai e mamãe"?! Este livro é para apimentar a relação e a gente vem aqui falando de arroz com feijão? Calma... As posições clássicas também são prazerosas. "Papai e mamãe" com um travesseiro debaixo do bumbum promove aquela inclinação que aumenta o atrito entre a vagina e o pênis. Ela é também a posição ideal para a troca de olhares e facilita o movimento do quadril masculino em busca do ponto G. "Papai e mamãe" não precisa ser reto como uma régua, mas pode-se jogar o quadril para a direita e para a esquerda, variando conforme o prazer dos dois.

Aqui vai uma dica para a mulher. É recomendável fazer o exercício físico da "posição de ponte": deitada no chão, com os joelhos flexionados, ela levanta o quadril para formar uma linha reta dos ombros até os joelhos. Assim ela pode começar a perceber todo o estímulo genital que essa posição pode proporcionar. Durante a relação sexual, essa ponte é ideal em termos de posicionamento do assoalho pélvico e do clitóris. Colocar um travesseiro debaixo do bumbum dela ou então a mulher fazer a ponte enquanto o parceiro fica ajoelhado, com certeza vai favorecer muito o prazer feminino, sem minimizar o masculino. Vale pedir a ele que continue nessa posição e até segurá-lo com os pés, se estiver sendo bom para você, mulher.

Vale repetir: tudo depende do momento, do clima, da situação. É sexo mais selvagem que vocês querem? Isso exigirá certo repertório de posições.

É um sexo mais romântico? Então a pegada é outra também. Qual é a fantasia do dia? Hoje o prazer é todo dele? Então entenda como funciona o erotismo do seu companheiro. A noite é só dela? Então lembre-se ou descubra o que a leva ao orgasmo. Você já perguntou ao(à) seu(sua) companheiro(a) ou namorado(a) qual é a posição de que ele/ela mais gosta? Qual é a mais bonita? A mais excitante? Pois é, comece por aí. Pode ser pelo celular, ao longo do dia, trocando mensagens de texto e voz ou apenas fotos. Essa conversa, com certeza, vai terminar na cama.

17.

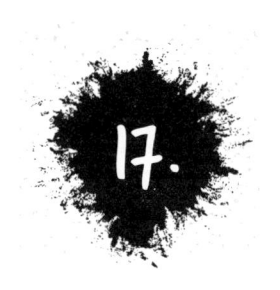

NA MÃO: A MASTURBAÇÃO

Por motivos religiosos e culturais, a masturbação (ou onanismo) é cercada de preconceito, tabu e deboche, além de ser considerada algo próprio da sexualidade masculina. Por isso, ela é ou foi chamada também de "vício solitário", uma prática nociva, cercada de culpa, porque era e ainda é considerada um pecado, uma tentação diante da qual os homens são fracos. Claro que, quando ela se torna um vício (associado ao consumo compulsivo de pornografia), ao ponto inclusive de comprometer a sociabilidade, a vida sexual e o trabalho da pessoa, então é mesmo o caso de procurar ajuda especializada. Mas aqui estamos falando de mais uma forma de alcançar prazer, inclusive com a pessoa amada. Você pode masturbá-la ou ser masturbado por ela. Sim, até aí, nenhuma novidade. O que a gente quer destacar aqui é que ela pode ser agradável e, se for o caso, deve ser reintroduzida na vida sexual com seu(sua) companheiro(a).

Na verdade, os casais – em especial os estáveis – exploram pouco a masturbação ou simplesmente nem cogitam incluí-la em seu menu erótico. É sintoma de falta ou de perda de intimidade, como outros tantos que já vimos até agora. E você pode ter tanto ou mais prazer sendo masturbado(a) do que com a penetração. É óbvio que, para efeitos didáticos, estamos separando as práticas e hábitos em capítulos, mas a masturbação pode ser um de muitos itens durante uma gostosa transa. E, sim, é possível ter ótimos orgasmos masturbando ou sendo masturbado(a).

E quando essa prática é individual? Sobretudo no caso das mulheres, é algo mais difícil, pois culturalmente ela parece ter menos direito ao prazer sexual que o homem. Desde a adolescência, os meninos convivem com o onanismo, de maneira menos ou mais culpada, mas constante. Já boa parte das meninas – cerca de 30% – chegará à maturidade sem nunca ter se tocado solitariamente. Então, se a masturbação lhe traz alguma forma de desconforto moral, se é algo que sua crença ou que seus valores proíbem, é melhor evitar o sofrimento da culpa – ou mude sua crença e seus valores morais. Neste livro, porém, entendemos o onanismo – solitário ou não, e desde que não seja uma compulsão – como simples fonte de prazer sexual. Nem mais, nem menos que isso.

Também por questões culturais, a mulher imagina que, se seu ficante, namorado, noivo ou marido se masturba, mesmo que esporadicamente, ela está sendo traída, já que invariavelmente ele se estimulará com a imaginação ("em quem ele está pensando?") ou com a pornografia ("por que não eu?"). Ocorre que nem sempre o homem que se masturba está pensando em outra. Isso tem a ver com a situação do relacionamento. Se o tesão entre os dois está aceso, é bem provável que ele pense nela enquanto está se masturbando.

Do lado das mulheres a coisa é diferente. Em geral, os homens nem sequer admitem que elas possam imaginar outro(s) em suas fantasias masturbatórias. Aliás, muitos ficantes, namorados, noivos ou maridos nem querem supor que suas companheiras se masturbam. Pois então fiquem com esta, homens: a Hibou, empresa paulistana especializada em pesquisa de mercado, divulgou em março de 2023 os resultados da enquete *Prazer feminino*, mostrando que elas descobriram o orgasmo solo. O estudo, que entrevistou 2.036 mulheres brasileiras de idades, rendas, regiões e cidades diferentes, mostrou que 71% delas se masturbam. É na masturbação que muitas delas aprenderão a ter orgasmo. E esse aprendizado é muito mais fácil quando solitário, sem a ajuda de um parceiro. Afinal, há mulheres casadas há anos que nunca alcançaram o orgasmo. Sem esse aprendizado, a mulher não poderá ensinar ao companheiro o que é sexualmente bom para ela. A masturbação solitária da mulher pode ser inclusive necessária para melhorar a vida sexual do casal. Aliás, uma dica para os homens é pedir permissão à companheira para vê-la se masturbar – o que é muito erótico, por sinal. Dica que, claro, vale para as mulheres também: peça ao seu amado que se masturbe diante de você.

Mas fica também um recado: não dá para trocar seu(sua) parceiro(a) pela masturbação. Ela pode ser muito prazerosa, mas não substitui o sexo a dois.

18.

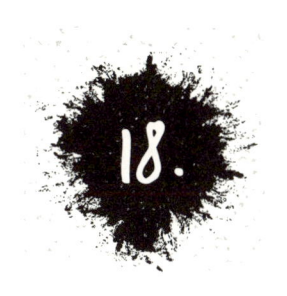

NA BOCA: O SEXO ORAL

Ao contrário do que talvez muita gente suponha, o sexo oral é mais desejado do que o sexo genital. Tanto o homem quanto a mulher podem sentir mais prazer recebendo o estímulo dos lábios e da língua no pênis ou na vagina do que penetrando ou sendo penetrado. É fácil explicar a razão disso: o clitóris existe basicamente para proporcionar prazer sexual. Ultrassensível, imagine o que a língua pode fazer com ele, em termos de estimulação erógena. Isso vale para a glande, que não é menos sensível ao toque, sobretudo durante a ereção.

Não gosta? Tem nojo? Bom, é preciso entender a razão desse não gostar, porque o tesão neutraliza escrúpulos e repulsas. Vejamos. O nojo decorre da crença de que pênis e vaginas são "sujos", já que por ambos passa a urina. Acredite: a boca é mais "suja" ainda. É claro que, assim como a boca, pênis e vagina demandam higiene própria. Os órgãos genitais precisam ser lavados diariamente, até por uma questão de saúde. Se não escovamos os dentes, podemos desenvolver cáries e mau hálito. Do mesmo modo, se não lavamos a genitália, algum tipo de infecção pode se desenvolver ali, assim como o mau cheiro. Portanto, aqui vai uma dica: sempre use a ducha do chuveiro. Especialmente no caso das mulheres, ela ajuda bastante na higiene vaginal, que é mais interna. O pênis pode ser lavado arregaçando-se o prepúcio.

Atenção para o acúmulo de esmegma! Esmegma é a combinação de células epiteliais com óleos e gordura. É um tipo de sebo, aquela "massinha branca" que se acumula nos órgãos genitais – mais especificamente sob o prepúcio, nos homens, e na vulva, nas mulheres. Essa secreção vem da renovação celular da pele, junto com o sebo das glândulas de Tyson, e tem um cheiro forte característico. Taí a origem do nojinho... Claro que não é preciso lavar várias vezes ao dia. Excesso de higienização na área pode, inclusive, ser prejudicial. Uma simples lavagem diária com água já é suficiente.

No caso dos homens, não basta apenas lavar a glande. É preciso higienizar a bolsa escrotal (o "saco"), inclusive na região atrás dele, onde fica a próstata (entre o ânus e o escroto). É uma área muito escondida, que pode acumular suor e outros fluidos que causam mau cheiro. Para ambos os sexos, lavar a virilha é indispensável, pois ela transpira tanto quanto as axilas – às vezes até mais. Para quem não sabe, há desodorantes íntimos, tanto para homens quanto para mulheres. Eles são projetados exatamente para serem aplicados nas dobras da virilha (mas um bom sabonete já basta). Suor é uma piscina de água quente para bactérias que provocam o odor típico da transpiração. Imagine a virilha, que é bem menos arejada do que as axilas.

Então é possível que a ausência de sexo oral em sua vida sexual possa se originar da simples falta de higiene genital. Ou de uma infecção, decorrente da própria ausência de limpeza da região. Pode decorrer, ainda, de um desequilíbrio da flora vaginal, frequentemente associado a questões alimentares e emocionais. Aí entra o ginecologista ou o urologista para checar se há algum problema de ordem fisiológica no cheiro ruim ou no excesso de produção de esmegma, por exemplo. Uma vez descartadas as razões fisiológicas, se a ausência de sexo oral em sua vida sexual persistir, é preciso investigar outras causas. Afinal, se é tão prazeroso e tão desejado, por que está ausente?

Outra razão pode ser de cunho cultural. Em nossa cultura, em geral os homens preferem receber a fazer sexo oral. Tem a ver com a imagem difusa de que, no banquete do sexo, o homem deve ser servido pela mulher – e não o contrário. Portanto, ela precisa aprender que tem tanto direito a esse prazer quanto ele. Quando faz sexo oral na mulher, o homem não se empenha tanto quanto ela nele. Então o aprendizado é também masculino: ele necessita entender que o prazer dela é também uma forma dele ter prazer, inclusive no sexo oral. Aliás, o cheiro, o mergulho do rosto na virilha, os movimentos da boca e da língua na genitália feminina, por si sós, podem ser fontes de prazer para o homem. É uma descoberta, é um aprendizado. Ninguém nasce sabendo.

Outro fator é o tempo. O homem pode gozar com poucos minutos de sexo oral. Já a mulher pode demandar uma duração bem mais longa. Aí entra outro fator: conforto. É preciso encontrar uma posição confortável e relaxante, tanto para quem está recebendo quanto para quem está fazendo o sexo oral. Os dois têm que encontrar prazer em fazê-lo. O sexo oral é uma brincadeira, é uma forma de explorar o corpo, um modo de descobrir, um jeito de sentir a pessoa com a boca. Durante esse contato, você vai percebendo as reações dele ou dela e ajustando os movimentos labiais e linguais para que sejam cada vez mais prazerosos. Mas a regra de ouro é a seguinte: deixe claro que você não está gostando, caso o sexo oral esteja sendo desagradável.

Vamos a algumas dicas técnicas. Muitos(as) reclamam do desconforto causado pelos dentes. No caso da mulher que faz o sexo oral no homem, o segredo é fazer da língua uma cama para o pênis, cobrindo os dentes superiores com o lábio superior. O pênis é muito grande e dá ânsia de vômito por causa do alcance dele (que pode atingir a garganta)? Use a(s) mão(s) para controlar essa extensão. Não precisa massagear o pênis inteiro. A região sensível dele está na glande (a cabeça). Ela é que precisa ser massageada durante o sexo oral. Ao mesmo tempo, as mãos podem ser usadas numa massagem não menos excitante, desde a base até a metade do falo. Vale passar chocolate, creme de leite, fruta, gel saborizado ou qualquer outro produto que "dê sabor" ao pênis? Vale tudo, desde que seja bom para os dois.

No caso do homem que faz sexo oral na mulher, o cuidado com os dentes é igualmente importante. Evite morder. A mordida pode ser desconfortável para ela. Claro que leves mordiscadas podem ser prazerosas, mas aí é preciso experimentar para dosar a intensidade. A técnica da cama com a língua para o clitóris pode ser aplicada aqui, mas lembre-se de que a parte externa e visível dele mede cerca de 1 centímetro (sua extensão média, desde o interior, varia entre nove e onze centímetros). O segredo do sexo oral é não ter segredo: é como se fosse um demorado beijo na boca, só que agora na genitália feminina. Vale babar, viu? Isso mesmo: babe pela mulher, bem ali, na vagina. Isso ajuda na lubrificação da área, facilitando o deslizamento da língua. Fale também. Não hesite em dizer algo que excite vocês dois, com a boca à beira da vagina. Faz parte do jogo erótico. Outra coisa: não caia de boca logo de cara. Chegue lentamente ao sexo oral. Comece pelas virilhas, tocando suavemente a região com a boca, com a língua, com os lábios (beije muito a área). Isso já vai estimulando o orgasmo na mulher, de tal forma que, quando você introduzir a língua, o ápice poderá chegar mais rápido. O simples roçar dos lábios na vulva já é extremamente prazeroso para ela. Tocar – e apenas tocar – o clitóris com a ponta da língua tem o mesmo efeito. Tudo isso podem ser as preliminares que integram o delicioso rito do sexo oral.

19.

LÁ ATRÁS: O SEXO ANAL

Cercado de tabus e preconceitos, o ânus é culturalmente associado à sujeira, ao vulgar, ao repugnante, ao nojento. Mas, paradoxalmente, é uma das regiões mais erógenas e sexualmente mais centrais do corpo humano. Por isso é fonte de prazer. Basta aprender a explorá-la. Há alguns mitos em torno do sexo anal. Um deles é o de que todo homem é obcecado em penetrar a mulher pelo ânus. Outro é o de que a mulher que sabe fazer sexo anal jamais perderá o namorado ou marido. De fato, é uma forma de prazer que realmente apimenta qualquer relação. Mas ele não "segura" nenhum namoro ou casamento.

Tem que fazer sexo anal para que sua relação seja saudável, feliz, durável e prazerosa? Não. Faz quem e quando quiser. Faz quem se sente bem e à vontade. Faz quem está entrosado(a) com a(o) parceira(o). Se você tem medo ou insegurança, não faça. Ninguém é obrigado(a) a fazê-lo. Repetimos: sexo anal não garante a estabilidade dos laços conjugais. E só deve rolar se ambos desejarem – assim como qualquer outra prática sexual. Não tem essa de fazer só para agradar o outro. O prazer tem que ser recíproco, tem que ser bom para os dois. Principalmente a mulher, que corre mais risco de se ferir, deve se sentir interessada, curiosa, estimulada pela vontade de conhecer esse prazer. Não se trata apenas de satisfazer uma fantasia masculina.

Para as mulheres, pode ser que haja traumas provocados por experiências ruins com homens que não souberam fazer o sexo anal ou que não pensaram no prazer delas. Aqui vale o lema: "Quando é gostoso, a gente quer mais. Quando é ruim, a gente quer jamais". Pode ser também, novamente por uma questão cultural ou religiosa, que a mulher veja essa prática como sexualmente "antinatural".

Bom, dito isso, vamos às questões técnicas. Assim como há uma musculatura na vagina, no ânus também há. E nos dois casos o movimento é de contrair e fechar. Toda vez que a musculatura anal se distende, relaxa, solta, é para deixar sair alguma coisa. No caso do sexo anal entre homem e mulher, ela receberá o pênis, por onde o normal é sair algo – e não entrar. O fato de não ser natural não quer dizer que seja proibido ou mesmo impossível. Pelo contrário, tomando alguns cuidados e fazendo certos preparos, você terá muito prazer.

O primeiro cuidado é expelir as fezes do reto. É preciso, pois, ir ao banheiro e evacuar, antes de fazer sexo anal. Se essa higiene não for feita, o desagradável acidente que as mulheres mais temem vai acontecer: vazamento de fezes durante a relação. Se você se programou para essa prática sexual, talvez seja o caso de tomar algum laxante ou alterar a alimentação, facilitando ou provocando a evacuação intestinal. O que não é recomendável é fazer isso com frequência, pois tal mudança pode alterar a flora natural do intestino e do ânus. De vez em quando, tudo bem. Mas evite que essa prática se torne um hábito.

O segundo cuidado, não menos importante, é exigir sempre que o homem use preservativo. Sem a famosa camisinha, recuse o sexo anal. Por quê? Porque assim vocês evitam a enorme possibilidade de contrair alguma infecção, já que no ânus e no reto, por onde trafegam as fezes, há inúmeras bactérias. A camisinha protege tanto a região anal quanto o pênis de contaminação, que pode ser muito grave (portanto, ela protege o homem também). O atrito durante essa prática sexual é tão forte que foram criados preservativos bem resistentes, especificamente para o sexo anal. Vale a pena tê-los em seu acervo de acessórios eróticos.

Terceiro cuidado, tão importante quanto os anteriores: lubrificação. Ao contrário da vagina, o ânus não tem lubrificação natural para a penetração. Então é preciso recorrer a lubrificantes íntimos específicos. Não, não aceite saliva (ou cuspe). Ela seca muito rápido. E, assim que secar, vai aumentar o atrito, causando dor, irritação e até sangramento anal. Então, se não tiver lubrificante, permita, por exemplo, que seu parceiro brinque com seu ânus, colocando o pênis na região anal, mas sem penetrar (no popular "só a cabecinha").

O ânus é sensível, irrigado e bastante sujeito a fissuras e lesões. Portanto, pode sangrar fácil. Por isso é inadmissível que, sem lubrificação, sem camisinha e com a promessa de que vai pôr "só a cabecinha", o homem o penetre completamente com o pênis. Além de ser desleal, quando não cruel, essa atitude provocará um trauma terrível na mulher, principalmente se for a primeira experiência dela com o sexo anal. Imagine a dor que isso pode causar, feito nessas condições. No limite, provocará nela a incontinência fecal. Vai aqui, pois, o quarto e igualmente indispensável cuidado: sexo anal tem que ser combinado e jamais sem o consentimento da mulher ou surpreendendo-a.

Há outras formas de incluir o ânus na relação sexual. Com as unhas devidamente aparadas, limpas e lubrificadas, o homem pode massagear suavemente essa área. Isso ajuda a relaxar a mulher, inclusive como preparação para a penetração anal – devidamente combinada, insistimos. Aliás, o estímulo anal pode levá-la ao orgasmo. Só que para isso a mulher precisa se sentir segura, e é necessário que o homem realmente não a penetre – nem com o dedo –, limitando-se ao leve toque no orifício anal. Vale beijar e lamber o ânus, claro.

Outra coisa: penetração anal não pode ser frequente. Deve ser de vez em quando. O excesso de episódios de penetração pelo ânus, mesmo com todos os cuidados, pode gerar disfunções e ferimentos, como apontamos antes.

E o depois? Depende de como funciona seu organismo e, particularmente, seu intestino. Pode haver uma evacuação pós-sexo anal, por causa do relaxamento e do estímulo da penetração, ou flatulência (gases). Se ela foi feita sem camisinha, e se o homem ejaculou dentro do reto, isso pode provocar diarreia ou constipação. Tá vendo como o preservativo é importante?

Que fique claro: esses cuidados existem exatamente para que o sexo anal seja gostoso, prazeroso, agradável. Isto é o mais importante: que ele seja uma prática que lhe traga alegria e satisfação, não sofrimento. Se for bom e bem-feito, então com toda a certeza você fará muitas vezes. Por isso é fundamental a mulher escolher uma posição em que possa controlar os movimentos. O conforto prioritário deve ser o dela. Atenção, homens: não imitem os atores de filmes pornográficos, que socam como cavalos! Vocês têm que ficar quietinhos, enquanto elas buscam a posição mais confortável e prazerosa. Fiquem tranquilos, rapazes e senhores: isso também lhes proporcionará muito prazer...

20.

COM QUE ROUPA EU VOU? FANTASIAS SEXUAIS

Diz aquele famoso samba de Noel Rosa, "Com que roupa?": "Com que roupa que eu vou / Pro samba que você me convidou?". E no sexo? Com que roupa você vai? A pergunta parece meio absurda num livro sobre 21 hábitos para apimentar a relação. Afinal, normalmente vamos sem roupa a esse samba a dois que é o sexo entre pessoas que se amam ou estão se curtindo. Mas será que vamos mesmo completamente despidos(as)? Não levamos pra cama a nossa imaginação, os nossos desejos, repertórios, expectativas, inseguranças e apreensões? Sim, como já vimos. Porém, também podemos levar nossas fantasias, que podem ser tanto abstratas – ser dominado(a), por exemplo – quanto traduzidas em objetos e roupas. Entre as mais clássicas, está ela vestindo-se de coelhinha da *Playboy* ou de enfermeira sexy, e ele trajando peças que remetem ao policial ou ao caubói.

Ocorre, contudo, que fantasia sexual pode ser algo bem mais simples. Não é preciso buscar parafernálias cinematográficas para realizá-la. Por meio de palavras, por exemplo, isso é absolutamente possível, já que somos seres de imaginação. Uma comparação: certamente você contou ou já lhe contaram sonhos, não é? Com a fantasia no sexo pode acontecer a mesma coisa: conte para ele ou para ela aquilo que sua criatividade erótica gera. Numa relação de intimidade, deve haver liberdade e descontração suficientes para abrirmos nossa caixa de Pandora nessa frente. Quer dizer, desde que você queira falar sobre isso, não tenha pudores para descrever suas fantasias para seu(sua) parceiro(a), sejam elas quais forem. Aliás, no processo da conquista, nos primeiros tempos da relação, as fantasias costumam aflorar naturalmente. Mas a relação estável não as dispensa. Muito pelo contrário!

Ainda sobre o uso de palavras: enquanto estiver nas preliminares ou em toques ou movimentos excitantes, fale. Fale o que está fazendo ou o que vai fazer, mesmo que não faça. Invente ou descubra os dizeres que despertam os desejos dele ou dela. Daí a importância de conhecer seu(sua) parceiro(a): com esse repertório, por meio de simples palavras isoladas ou frases inteiras, pensando inclusive no tom da voz, você pode criar situações e sensações com alta voltagem erótica. Sim, desde que consentido, entre quatro paredes vale palavrão e expressões "de baixo calão", como se diz...

Externar e realizar fantasias sexuais, porém, requer alguns cuidados. Um deles é o de não ser dominado por elas. A sua vida sexual não pode ser toda pautada exclusivamente por uma fantasia ou por um fetiche. Essa obsessão – que em alguns casos é até patológica, requerendo tratamento – pode levar ao isolamento e à solidão, porque nem todo mundo suporta ser permanentemente prisioneiro da fantasia do outro. Ou seja, fazer sexo, por exemplo, só e somente só se estiver vestido(a) de determinado modo ou se usar certo acessório ou adotar exclusivamente um comportamento específico.

Outra dica: leve a sério a fantasia do outro. Se ela parece engraçada ou ridícula para você, para ele/ela é algo que excita, provoca, estimula. Entre na onda, desde que você se sinta à vontade. Mas jamais ria ou deboche de uma fantasia sexual. Assim como o sexo oral é um aprendizado, gostar da fantasia de seu(sua) companheiro(a) também se aprende. Acolha, dê espaço a ela. Deixe que ele/ela desfile a fantasia para você.

Em termos de acessórios (e temos um capítulo só sobre eles), a máscara é campeã. Porque ela é um signo, um símbolo, um sinal de que você pode ser outra pessoa, de que naquela situação você é um(a) personagem, alguém interpretando um papel na cama, inclusive usando outro nome. É como se você tivesse permissão para ser bem diferente do que habitualmente é, enquanto estiver usando esse adereço. Portanto, tanto para o homem quanto para a mulher, a máscara – ou a vedação dos olhos – pode ser extremamente excitante, sobretudo para quem é tímido(a). Para quem curte a sensação da submissão, ser algemado(a) ou amarrado(a) é a primeira fantasia que surge. Há certas peças do vestuário íntimo feminino que povoam o imaginário da mulher dominadora, recorrente entre as preferências masculinas.

Isso de usar uma *lingerie* sexy ou outros acessórios que excitem o homem é algo nem sempre fácil para a mulher, devido a uma série de fatores psicológicos, morais e culturais. Então ela pode começar aos poucos, usando, por exemplo, uma tira de seda presa na coxa. Ou batom ou esmalte vermelhos. Ou, ainda, uma calcinha fio dental. De novo, aparatos caros e múltiplos não são indispensáveis. Às vezes, em se tratando de fantasia sexual, menos é mais.

Outra coisa: a gente sabe que não é todo mundo que dança ou que tem desenvoltura com o corpo. Mas não é preciso ser bailarino(a) para menear a cintura ou criar movimentos sensuais que possam excitar a imaginação do(a) seu(sua) ficante, namorado(a), marido ou esposa.

Agora, lembrando o começo deste livro, a fantasia floresce pra valer somente quando há intimidade, conexão. Numa relação estável, a fantasia reaparece quando o outro se sente amado. Claro que em transas ocasionais ela pode encontrar vazão. E muitas vezes encontra justamente porque a relação é fugaz. Isto é, porque você ou ambos sabem que essa vez será a única ou que se repetirá poucas vezes. Essa fugacidade permite, então, a liberdade de expressão. Se, numa relação estável, a conexão se perdeu e o amor arrefeceu ou está ausente, é claro que o estar à vontade para a fantasia sexual também não se instaura. Portanto, insistimos: crie ou restaure a conexão para que a fantasia flua com toda a sua potência.

OUSE CRIAR: BRINQUEDOS QUE FAZEM A DIFERENÇA NO SEXO

Papo reto, pois este capítulo será longo: por que usar acessórios e produtos específicos para relações sexuais? Antes de usá-los, essa é a pergunta que você deve fazer. Não dá para, da noite pro dia, simplesmente aparecer com um brinquedinho erótico na cama, pois tal atitude pode assustar o(a) companheiro(a).

Que momentos são mais adequados para introduzi-los na vida sexual do casal? Há alguns que são particularmente apropriados e, neles, o *sex toy* tem realmente efeitos terapêuticos. Um deles é o pós-parto, período que pode se estender por até um ano e durante o qual normalmente as mulheres experimentam uma queda na libido. Eis aí uma boa ocasião para usar brinquedos sexuais.

Outro momento são as fases de estresse no trabalho, tanto dele quanto dela. Tratamentos de depressão e ansiedade, em que o medicamento dificulta o orgasmo, também são contextos em que os brinquedos eróticos podem exercer um papel importante. Isso vale para os anticoncepcionais, que muitas vezes têm como efeito colateral o declínio libidinal.

Esses objetos melhoram nossa resposta sexual em todas ou em ao menos uma de suas quatro fases: eles estimulam o desejo, excitam durante a relação propriamente dita, favorecem – e muito! – o orgasmo e atuam na resolução (ou período refratário), que é o momento pós-orgasmo, em que sobretudo os homens precisam de tempo para se recuperar para a próxima. Para cada uma dessas fases pode haver um acessório específico, com função própria (como, por exemplo, estimular ou provocar a ejaculação).

Aqui indicaremos alguns produtos para o repertório de vocês, conforme os desejos, as fantasias, as demandas, as necessidades e a disposição do casal. Cada caso é um caso. Então é possível que tanto para o homem quanto para a mulher seja difícil apresentar esses produtos. Uma dica é começar pelos mais simples: óleos corporais para massagem. Comece, por exemplo, massageando só os pés. Depois, em outra ocasião, vá tocando outras regiões do corpo, até chegar à que for mais sensível. Há um capítulo específico sobre massagem nas páginas anteriores.

Se você encontra resistência dele ou dela mesmo para simples massagens, introduza o assunto em momentos que não o do sexo. Deixe para falar disso, por exemplo, quando estiverem vendo um filme juntos e, de repente, surge uma cena mais sexy. Se ele ou ela se assustar com o assunto, não recue, não deixe passar. Diga, se for mesmo esse o seu desejo, que tem vontade de experimentar acessórios na cama. O assunto precisa ser trazido à tona, e não reprimido com o silêncio. Se querem apimentar a relação, comecem por falar das pimentas...

Já brinquedos como o anel peniano, por exemplo, exigem uma negociação, se o(a) parceiro(a) for resistente a esses recursos. Esses objetos têm o poder, sim, de produzir muito prazer – tanto para ele quanto para ela, inclusive ao mesmo tempo. Mas eles precisam ser acolhidos num clima de intimidade e de bom humor. Não é à toa que são chamados de "brinquedos": no mínimo, é algo divertido. É também uma boa ocasião para o casal (re)aprender a rir junto. E outra: tão ou até mais importante que o orgasmo é o prazer que se tem até chegar a ele. Qual dos dois dura mais? Pois é, então amplie e explore o tempo pré-orgasmo. Os *sex toys* estão aí para isso.

Eles requerem ambiência. Já falamos sobre isso. Não é pra chegar com o acessório e usá-lo, sem mais nem menos. Crie um clima sensual para trazê-lo para a transa. A massagem é sempre um bom começo para algo maior que vem depois. Tanto para o homem quanto para a mulher, ela provoca relaxamento, descontração, calma e sensualidade. Quem não relaxa com massagem, não relaxará no sexo. Portanto, tenha sempre seu estoque de óleos corporais à mão.

Há géis específicos para a região genital, sabia? Pois é, faça uma pesquisa, porque esse produto é importante para o momento em que a massagem está eroticamente esquentando. Aliás, há géis íntimos que produzem a sensação de aquecimento da genitália. Há outros que, ao mesmo tempo que aquecem, são saborosos, permitindo que a região massageada com ele seja "beijável". É ideal para masturbar o homem e fazer sexo oral nele. Há ainda as "musses beijáveis", com as quais você pode "desenhar" no corpo de seu(sua) amado(a) e lambê-lo à vontade. É como aplicar chantili.

No caso da mulher, explore a vulva. Ela toda pode ser estimulada. Passe os dedos besuntados de gel ou óleo entre os pequenos e grandes lábios. Num movimento de pinça, ao mesmo tempo introduza suavemente o indicador na vagina, mas sem aprofundar, e use o polegar para, de um lado para o outro (nunca de baixo para cima), massagear o clitóris e suas proximidades (o que é muito excitante para ela). Você pode usar o indicador também para espalhar a lubrificação natural que sai pela vagina. Use a palma da mão toda para massagear a vulva. Não se limite apenas aos dedos.

E lembre-se: há géis comestíveis que dão sabor ao pênis e à vagina, se você prefere diminuir ou mesmo eliminar os sabores naturais que esses órgãos produzem devido aos seus fluidos. Por que não é recomendável usar leite condensado ou chocolate derretido, por exemplo? Porque esses alimentos têm açúcar, que, principalmente na mulher, podem provocar infecção, pois alteram a flora bacteriana vaginal. É comum, por exemplo, o homem fazer sexo oral na mulher com uma bala mentolada na boca e, na semana seguinte, ela aparecer com candidíase (infecção causada pelo fungo *Candida*).

Colar de pérolas

Sim, existe um específico para usar na relação sexual. Procure num *sex shop* ou via internet. Esse colar pode ser usado na masturbação do homem. Você enrola o colar entre as mãos e envolve o pênis com ele, mas sem apertá-lo e com a devida lubrificação. As bolinhas do colar entre as suas mãos provocarão um atrito delicioso enquanto você o masturba. Portanto, é um colar de bolinhas. Então solte a imaginação. Há inúmeras maneiras de usar esse acessório. O simples fato de você botar esse colar, se ele já sabe do que se trata, é o suficiente para excitar seu parceiro.

Do ponto de vista feminino, use o colar para os movimentos masturbatórios descritos antes, sempre com lubrificação e muita imaginação. A mulher pode fazer isso em si mesma e explorar as possibilidades do colar na masturbação, ensinando seu parceiro a usá-lo nela.

Outro brinquedinho: velas que, ao derreterem, viram cremes hidratantes beijáveis. Atenção: velas comuns ou mesmo aromáticas, se pingadas no corpo da pessoa, causam queimadura. Portanto, muito cuidado!

Egg

Essa palavra, em inglês, significa "ovo" e é um objeto de silicone com diversas formas, mas geralmente oval, usado na masturbação masculina ou feminina. No caso masculino, ele envolve o pênis ereto como uma luva, que, em seu interior, traz umas protuberâncias parecidas com bolhas, que provocam um atrito semelhante ao do colar descrito anteriormente. Esse acessório pode ser usado individualmente ou a dois. Não esqueça o lubrificante, seja qual for, para tornar seu interior deslizante. Afinal, ele atritará com a glande e precisa deslizar bem durante os movimentos. No caso feminino, ele serve como uma luva masturbatória, colocando-se para fora a face com bolhas. Em qualquer caso, porém, o *egg* pode servir como luva para o corpo todo, para espalhar hidratante ou óleo.

Vamos focar um pouco o desempenho e o prazer masculinos? Então falemos do anel peniano. Ele ajuda a manter a ereção por mais tempo. Quando você instala o anel na base do pênis, apertando-o levemente, ele mantém a irrigação sanguínea, prolongando a duração da ereção e retardando um pouco a ejaculação. Fisiologicamente, ereção é isso: sangue que vai para o falo. Quando ele amolece, é porque há menos sangue ali. Como faz pra colocar? Primeiro, muito lubrificante. As modalidades de anel peniano com vibrador podem ser postos em duas posições: com o vibrador para cima, estimulando o clitóris, ou com o vibrador para baixo, provocando estímulo na bolsa escrotal. Anel peniano de qualquer marca ou modelo, assim como qualquer outro acessório, deve ser testado antes e fora da relação sexual. Veja se você se sente confortável com ele e sinta os efeitos que produz no seu corpo.

Para homens que sofrem de ejaculação precoce, há géis prolongadores ou retardadores da ereção que diminuem a sensibilidade peniana, causando inclusive uma sensação de resfriamento nas áreas onde são aplicados. Dica: use em casa para se masturbar e para o seu corpo se adaptar a uma ejaculação mais demorada.

Há um masturbador masculino que imita o sexo oral: é um instrumento que vibra, pulsa, esquenta e chupa. Tem formato oval, mas é maior que o *egg* e seu exterior é duro. Lembra um ovo de Páscoa cortado na base. É preciso besuntar seu interior – os bons modelos são revestidos de silicone cirúrgico – com muito lubrificante à base de água, para que a sensação seja bem prazerosa. A mulher pode manipular esse aparelho no companheiro, movimentando-o suavemente à medida que o homem vai dando respostas aos movimentos com expressões, gemidos ou falas de prazer. Como se trata de um aparelho, ele obedece a comandos que determinarão a frequência e a intensidade da vibração, assim como a temperatura interna.

Atenção, mulheres: como saber quando o homem está prestes a ejacular? A natureza criou um sinal: os testículos somem no interior da cavidade pélvica. Em outras palavras, o saco "diminui" porque as "bolas" sobem para dentro do corpo. Quando isso acontece é porque, em poucos segundos, virá a ejaculação. E junto com ela vem uma pulsação, que é outro aviso. Então, nada de apertar mais, nesse momento, caso você esteja masturbando ou fazendo sexo oral em seu companheiro.

Outra coisa: não use os *sex toys* como se estivesse na cozinha manejando utensílios domésticos. Erotize os brinquedos sexuais. Fale sobre o que fará com eles. Diga aquilo que você sabe que vai excitá-lo(a). Faça insinuações. Use sua imaginação. Lembre-se do repertório erótico que vocês compartilham. Ou então, se a relação é recente, vá testando as falas, palavras, poses que podem criar um clima bem sensual, enquanto os brinquedinhos entram em ação.

Algemas. Acessório clássico, mas perigoso, quando se trata do modelo de metal, porque frequentemente ele fere os punhos. Além disso, abrir esse tipo de algema nem sempre é fácil ou rápido. Lembre-se de que a chave é pequena, perde-se com facilidade, e até destrancar leva um tempo. Se houver alguma emergência – o(a) parceiro(a) passar mal ou tiver uma urgência urinária, por exemplo –, o risco de você perder o controle é enorme. Há algemas de couro, que parecem pulseiras, que são bem mais confortáveis e fáceis de abrir. Há versões com vários materiais – como pelúcia, por exemplo. Use a criatividade: amarre com gravata, tira de seda, cinto...

Vibradores. Esses são os campeões entre as mulheres. A tecnologia desenvolvida para esse *sex toy* vai muito além daquilo que, em geral, aparece em fotos ou filmes pornográficos. Hoje há uma boa variedade desses aparelhos, que funcionam muito bem como massageadores para o corpo inteiro. Pesquisando na internet ou em lojas especializadas, você encontrará modelos que podem ser usados inclusive sobre a calça – mesmo jeans. Numa brincadeira debaixo da coberta, por exemplo, enquanto vocês veem um filme a dois em casa, ele pode passar esse vibrador sobre a região da vulva, mesmo que você esteja vestida. Mas se vocês usarem o aparelho diretamente na genitália, nunca se esqueçam de lubrificar bem a área. Dica: no caso da mulher, sobretudo a partir da menopausa, o uso do vibrador por até cinco minutos duas vezes na semana estimula a produção de colágeno no assoalho pélvico.

Sugador de clitóris. Como outros brinquedos sexuais, esse também tem vários modelos disponíveis no mercado. Por meio de um pequeno duto (espécie de canudo), esse aparelho suga o clitóris enquanto vibra. Ele produz uma sensação similar à da boca que chupa.

Importante: esses aparelhos, assim como o celular, precisam ser recarregados. Então fique atenta à autonomia deles. Ou seja, por quanto tempo eles funcionam sem precisar ser ligados na tomada. Alguns vibradores têm até 90 minutos de autonomia. Não se esqueça de checar quais são resistentes à água. Outros podem ser acionados remotamente por aplicativo, numa brincadeira interessante em que seu parceiro pode "surpreendê-la" a distância, no meio da rotina do trabalho. Você dá uma escapadela para o banheiro e brinca por lá. Ou então, estando em casa, seu companheiro liga o aparelho do lugar onde ele estiver. Dica: você pode usar o vibrador enquanto faz sexo oral no homem, sabia? Como? Enquanto o pênis estiver em sua boca, massageie sua bochecha com o aparelho. Criatividade, ainda mais em se tratando de sexo, é tudo de bom!

Há modelos de vibradores chamados *bullets* ("balas", em inglês) que podem ser introduzidos na vagina. Perfeito para mulheres que querem treinar o pompoarismo. Funciona com controle remoto – mas não a longa distância – e é ideal para brincar durante o banho. É muito excitante deixar o controle na mão do seu parceiro. Em certos modelos, a vibração pode ser acionada à medida que você fala ou geme, pois ele tem um sensor de voz. Quanto mais intenso o seu gemido, mais ele vibra. Imagine quanta coisa gostosa dá para fazer com esse recurso...

Existem vibradores realísticos, em forma de pênis, inclusive com movimentos automáticos, que podem ser usados em dupla penetração (anal e vaginal) ou quando se faz sexo oral com penetração mecânica. Ou seja, a mulher pode se penetrar com o vibrador enquanto o homem lhe faz sexo oral, por exemplo. Ou, enquanto o homem a penetra pelo ânus, ela usa o vibrador na vagina.

Outro tipo de vibrador é para vestir, como se fosse uma calcinha tipo fio dental. Aliás, por falar nela, há a chamada "calcinha tailandesa", que tem uma espécie de minicolar na área da vagina e umas bolinhas na altura do clitóris. Para o homem é muito excitante, porque provoca uma gostosa fricção durante a penetração. Para a mulher, porém, se esse minicolar não for formado por bolinhas separadas por nós, pode ser extremamente desconfortável, pois essas bolinhas beliscam a vagina, causando irritação e dor. Por isso, o detalhe dos nós não é desimportante.

Já falamos sobre sexo anal, mas aqui vamos tratar dos brinquedos que podem ser usados nele. A regra de ouro é: lubrificante sempre! E muito! Não poupe o gel específico para essa modalidade de penetração, pois sem lubrificação ela pode ser dolorosa e traumática, inclusive com graves consequências fisiológicas mais tarde. Além disso, para um bom sexo anal é preciso estímulo e algo que diminua a sensibilidade nessa região tão delicada que é o ânus. Você encontra no mercado pequenos *kits* exclusivos para penetração anal que vêm com três produtos: estimulador (óleo especial, refrescante e perfumado, para massagear o ânus e para que seu parceiro possa beijá-lo e lambê-lo), dessensibilizante (óleo para diminuir a sensibilidade da região, sem ser anestésico) e lubrificante. O kit é muito bem-vindo, para ensinar ao homem que anal não é simplesmente enfiar o pênis no ânus da mulher, de qualquer jeito, sem preparo, mas um ritual para algo bem prazeroso, feito com carinho, cuidado e muito tesão – tanto para ele quanto para ela.

É claro que esses produtos são encontrados isoladamente. Você encontra, por exemplo, *sprays* perfumados para o chamado "beijo grego", que pode ser usado nesse ritual ou apenas para o homem que quer ficar apenas no estímulo anal da mulher. Aliás, ela pode fazer isso em si mesma, num preparo individual para o sexo anal ou simplesmente para experimentar sozinha esse prazer – já que o ânus é uma das áreas mais erógenas do corpo humano. Há diversas marcas de dessensibilizadores anais e, claro, inúmeros lubrificantes íntimos ideais para o sexo anal, de modo que você pode montar seu *kit* pessoal com as marcas de sua preferência. O importante é sempre ter esses produtos à mão. Nunca faça sexo anal sem eles. E a sequência é essa: primeiro, o estimulante; depois, o dessensibilizador; e, por último, (muito!) lubrificante. Faça (ou deixe que ele faça em você) esse ritual com calma, sem pressa, curtindo cada etapa, sempre com sensualidade, com prazer, com carinho. Tesão não é sinônimo de maltrato.

Para você relaxar com a penetração pelo ânus, além desses produtos, há um objeto chamado plugue anal. É possível encontrar *kits* com plugues de três tamanhos. Ele pode ser usado pela mulher individualmente, em casa, para ir relaxando o ânus antes do sexo. Ele deve ser introduzido lenta e suavemente, afastando a musculatura anal, para facilitar a futura penetração pelo pênis. O formato varia, mas em geral o plugue parece um ovo com uma base. Essa base funciona como um câmbio de automóvel e, ao mesmo tempo, como uma excitante joia que cobre o orifício anal. Não se esqueça de lubrificar bem o plugue antes de introduzi-lo no ânus, que – não nos cansamos de repetir – já deve estar igualmente bem lubrificado. Durante as preliminares, o homem pode introduzir o plugue, que deve permanecer uns cinco minutos, enquanto ele faz nela o sexo oral ou então a penetra com o pênis pela vagina. No capítulo específico falamos sobre a higienização retal, indispensável antes do sexo anal ou da introdução de qualquer *sex toy* no ânus, assim como do uso imprescindível de preservativo pelo homem.

E, por falar em camisinha, vamos encerrar com ela. Muitos homens resistem a usá-la, que é essencial sobretudo no sexo ocasional ou com homens que têm mais de uma parceira. O segredo, mulher, é você mesma aprender a colocar o preservativo nele. E isso precisa ser feito de maneira bem sexy, pois para "vestir" o preservativo é preciso que o pênis esteja bem ereto. Use todos os recursos que você tem ou conhece para mantê-lo excitado. Use a imaginação e sensualize esse outro objeto que, inclusive, tem a função de proteger contra doenças sexualmente transmissíveis. As mulheres não precisam depender dos homens para introduzir a camisinha na relação. Elas podem muito bem ter seu próprio estoque. Não será por falta de preservativo que o homem não o usará.

Um modo bem sexy de vestir o pênis dele é usando a boca. Por isso é recomendável usar uma camisinha com sabor. Segure o reservatório com a língua, prendendo-a contra os dentes incisivos (arcada superior). Atenção: jamais morda a camisinha, pois isso pode rasgá-la! Uma vez presa, gire a camisinha três vezes, que é para evitar que reste ar no reservatório (aquela ponta saliente), e enfie o preservativo no pênis, como se estivesse fazendo sexo oral nele. Se precisar da ajuda das mãos, tudo bem. O importante é vestir o falo.

Enfim, crie seu *kit* do amor. Tenha seu *nécessaire* do sexo com os produtos que tornam suas relações mais prazerosas, agradáveis, completas. Aliás, tomar esses cuidados é, ao mesmo tempo, um carinho consigo mesmo(a) e com o outro.

22.

O MELHOR CAMINHO: CONVIDAR, CONDUZIR E CONVENCER

Depois de tudo que aprendemos aqui, como, enfim, trazer esse aprendizado para a relação? Como fazer para que seu(sua) ficante, namorado(a), noivo(a), marido ou esposa aceite essa pimenta na vida sexual de vocês? Sabemos que, muitas vezes, a iniciativa para aquecer uma relação que esfriou normalmente parte de um só, enquanto o outro resiste ou permanece indiferente. Então, como fazer para que ele/ela se engaje? Para isso criamos o que chamamos de "dica dos três C": convidar, conduzir e convencer.

Convidar

Não adianta chegar com o plano de uma maravilhosa viagem romântica – com promessa implícita ou explícita de muito sexo – numa praia paradisíaca se ele/ela gosta do frio da montanha ou de curtir os atrativos culturais das grandes cidades. O convite tem que contemplar o desejo dos dois – e não apenas o seu. Daí, mais uma vez, a importância da conexão, da afinidade, da familiaridade, da intimidade com a pessoa que você ama. É isso que dá a "liga", o ponto em comum para que o convite inclua os dois e seja feito com prazer e recebido com prazer. Vamos combinar: não dá para ser convincente se o seu convite é para algo que você mesmo(a) não quer, concorda?

Conduzir

Uma vez feito o convite, e este devidamente aceito, o próximo passo é conduzir. Essa condução é o momento da aprendizagem do desejo. Usando o exemplo da viagem romântica: o preparo dela, sempre a dois, é esse aprendizado em que vocês dois vão se (re)conhecendo, inclusive por meio das expectativas e fantasias que construírem em torno do evento. É o momento em que você mostra quem é e o genuíno interesse pela pessoa que ama. Essa sinceridade é também um convite para que o outro se permita ser por inteiro, para que ele/ela se solte, se sinta acolhido(a) e efetivamente participe da sua iniciativa.

Convencer

Aí entra o passo final: convencer. É quando os dois, bem sintonizados, se entregam à convicção de seus desejos e os realizam. A viagem romântica ou qualquer outra iniciativa é apenas o pretexto para que tudo ou parte do que vimos até agora conflua para momentos de muito prazer, que, na verdade, traduzem a plena conexão entre vocês dois. O afeto, o carinho, a intimidade aflorarão porque ambos estão abertos a eles. O prazer sexual é uma consequência disso.

Conclusão

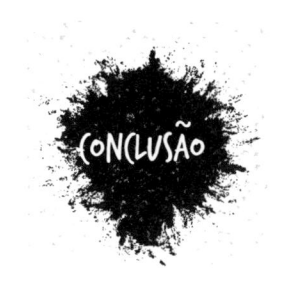

FALANDO DE AMOR

Só podemos controlar o que pensamos e fazemos. Pelo menos em termos de relações amorosas, essa é uma constatação central que gostaríamos de deixar aqui. Você pode apimentar a relação se mudar a maneira como pensa e se modificar o modo como age nela. E essas mudanças acontecerão se e somente se você olhar com bastante cuidado para a forma como está conduzindo sua vida amorosa – seja com o(a) "ficante", com o(a) namorado(a), o(a) noivo(a), o marido, a esposa. Não busque controlar seu(sua) parceiro(a), mas compreendê-lo(a), conhecê-lo(a), observá-lo(a), acolhê-lo(a) como ele/ela é. Os hábitos que indicamos aqui são meios ou complementos. Eles não salvam nenhuma relação do fracasso. O que sustenta qualquer relação amorosa é justamente o amor. E amor significa olhar para o outro. E olhar afetivamente.

Apimentar uma relação implica correr riscos juntos. E o que é o amor se não um risco compartilhado? Risco inclusive de fracasso. Por isso mesmo é preciso aprender a errar juntos. Não existe relação afetiva sem equívoco, conflito ou desentendimento. A diferença está no aprendizado que isso traz. No caso do que dissemos neste livro, todas essas dicas são para ser experimentadas num processo de autoconhecimento (você conhecendo você na relação com o outro) e de conhecimento do(a) seu(sua) parceiro(a).

O sexo pode ser uma experiência de liberdade. Por isso mesmo, o que propusemos aqui é perder o controle dele, isto é, libertar-se de amarras, preconceitos, normas e tabus que reprimem o direito ao prazer pleno que a relação sexual pode propiciar entre pessoas que se amam – ou que estão tentando se amar. Sexo é uma forma de comunicação, de expressão, inclusive de afetos que desconhecemos em nós. Alcançar o orgasmo, portanto, é libertador, sobretudo quando ele se dá num contexto em que ambos o procuram – um ajudando o outro. Quer dizer, o prazer sexual que você obtém e que proporciona ao(à) seu(sua) companheiro(a) é também uma declaração de amor.